藏象新论

——中医藏象学的核心观念与理论范式研究

张宇鹏　著

U0346065

中国中医药出版社
·北京·

图书在版编目（CIP）数据

藏象新论：中医藏象学的核心观念与理论范式研究 / 张宇鹏著 . —北京：中国中医药出版社，2014.6（2023.9 重印）
ISBN 978-7-5132-1914-3

Ⅰ . ①藏… Ⅱ . ①张… Ⅲ . ①脏腑—理论研究 Ⅳ . ① R223.1

中国版本图书馆 CIP 数据核字（2014）第 091952 号

中国中医药出版社出版

北京经济技术开发区科创十三街 31 号院二区 8 号楼
邮政编码　100176
传真　010-64405721
廊坊市佳艺印务有限公司印刷
各地新华书店经销

开本 880 × 1230　1/32　印张 7.125　字数 203 千字
2014 年 6 月第 1 版　2023 年 9 月第 2 次印刷
书号　ISBN 978-7-5132-1914-3

定价　26.00 元
网址　www.cptcm.com

服 务 热 线　010-64405510
购 书 热 线　010-89535836
维 权 打 假　010-64405753

微信服务号　**zgzyycbs**
微商城网址　**https://kdt.im/LIdUGr**
官 方 微 博　**http://e.weibo.com/cptcm**
天猫旗舰店网址　**https://zgzyycbs.tmall.com**

如有印装质量问题请与本社出版部联系（010-64405510）
版权专有　侵权必究

孟 序

——因象以明理，统故而资新

藏象理论，以立象尽意，创意造言，为作者旨为"中医学理论的核心与基石"。始于象其物宜，而发为取道之象。但自《素问·六节藏象论》慧立此专辞以后，或因其指归有异，机要无陈，在《黄帝内经》中，即有称"脏腑"、称"十二官"、称"器"等的不同。或因隐义难明，言理未尽，如肝何以为罢极之本，脾之原型为何，等等。或又因文简而义疏，理义难明，例如三焦何谓，玄府何指，做强何意，命门何解，等等。历代虽多有名家，恒多祖述，辨章考源，继其妙道，代有发明，诸如元代朱丹溪首概肝之功为"肝主疏泄"，元代李治解"作强"为"精力之谓"，明代张景岳统苞脾之功为"脾主运化"等等，可谓华叶递荣，咸日新之用。时至今日，仍有再系统整理并深入阐发的必要。期许之至，《藏象新论》应时甫出。所言"新论"非刻意标新，乃是以新见纳入作者之新框架而言之也。

本书作者独抒胸臆，构建了自己的框架体系，含纳了《黄帝内经》《难经》以降，以及历代诸家之论，其中也包括他本人对藏象的一些思考和议论。作者概用"范式""框架"等语汇，也系因有与库恩氏相似的背景。藏象一语，自提出后，并非线性发展，有五行藏象体系，有太极藏象体系，还有经络、脏腑、命门、三焦等不同的论述和系列，本书所确立的框架，已经是对藏象一元论者及其著作的挑战。作者在对"先验框架"演进中，指责了临床实践不切应、五行藏象的僵化等实例。作者肯定了刘河间等金元四大家的革命精神，可堪为以中医藏象对库恩理论补充论证，作者以此为契机，"对藏象理论体系再认识"，这便是本书的主题。

溯源讨流，本书沿时代的径迹，把历代医家关于藏象发展的重要成就悉数纳入框架，诸如，唐代孙思邈开创"以藏类方"，道教丹道派以五藏为鼎器，河车运转，修炼金丹，河间和易水两派的相火，以及明代温补派的三家命门等等。这也彰显了藏象多源分流的大势，但它们又都以各自的实践为依凭。

从科学范式阐述科学革命的结构，虽然提出于20世纪60年代，但是建立藏象范式的思绪在我国却其来有自，不同时代有不同的藏象范式。本书描绘了藏象发生时先源的图景：象起源于对见物的感知，《管子·七法》云："义也，名也，时也，似也，类也，比也，状也谓之象。"进而在对各家藏象的论述中剖析了藏象的四个层次，贯穿论述主线的是中医学的健康观。从范式的讨论，直指其科学知识和本质问题，包括科学结构、典型范式和思维方法等问题，是从理论到实践论述的。

学有卓见贵于自得。本书以自己的观念为线索，阐述了很多理论上的新见。例如五行藏象体系还应包括阴阳五行、藏府关系、藏府经络关系和气血津液，是一幅有气血流行有联系的网络结构，这是此范式结构的生机。又如在"道教医学对人体的认识"一节中，作者概命为"身神存想体系"，并以三尸与三魂、精气神、内丹学与丹田等为论据，穷原竟委，原始要终。作者指出，《内经》藏象中，尚有称"海"及"膏肓""募原"等，这些是被边缘化了的"非主流的藏象理论"。对于命门学说，作者认为"肾命合一"是趋势，其理论发展，是一个"融合与提升"的过程。

《素问·气穴论》言："世言真数开人意。"纵观全书，我认为，作者以熟谙经典，辅翼新学的功力，积十数年的学蕴，为我们奉献了这部精辟有独见的专著，这也是他参加2005年度国家973"中医理论体系框架结构与内涵研究"专项课题的分体内容之一。我读后大有获益，以此序向作者志贺。

孟庆云

2013年12月22冬至日于中国中医科学院

邢　序

　　藏象学作为中医理论体系的核心内容，60 余年来一直是中医界研究的热点与难点之一，其重视程度之高、参与人员之多、持续时间之长、研究范围之广，都是中医理论体系范围内其他问题研究难以比肩的。概而言之，大致可以分为藏象理论的梳理与建构、理论的临床应用研究以及科学诠释研究三个大的方面，其中应用现代医学与科学方法，开展还原性的实验研究，可谓现代以来藏象学研究的重点与主流。从上世纪 80 年代肾藏象研究开始，相继开展了脾藏象、肝藏象等研究，诸多中医理论的国家自然科学课题，乃至于 973 计划中医基础理论研究专项关于五脏的专项研究，基本都是以此方法为主导。但这种所谓的科学诠释研究，对中医藏象学发展的实际价值如何，时至今日，确实值得中医界同仁反思。

　　中医理论体系的形成与建构，大致可分为三个方面：一是日常生活与临床实践经验的总结与升华，这些经验性的认识，在中医理论体系中的价值犹如一粒粒珍珠；二是中国传统文化，特别是中国古代哲学思想的引入，构成了中医理论建构的框架，是将经验之珍珠串连起来的线索；三是基于上述两个方面形成的模式推理及其结论。藏象学的建构，亦概莫能外。以往人们对藏象学的研究，大多着眼于某一具体问题，采用还原论的方法试图揭示其现代科学本质，即或是藏象的发生学研究，也基本上研究某一具体概念、理论的发生，整体研究都是围绕一些微观细节问题展开。虽然有"细节决定成败"之说，但就中医理论的研究而言，缺乏对中医理论整体的清晰认识与准确把握，往往会导致一些具体问题的研究误入歧途。对中医藏象学，乃至整个中医理论的宏观研究，恰恰是当代中医理论研究的薄弱环节，也常常不为中医界学者所重视。

　　宇鹏同志结合库恩的科学范式革命理论，以社会历史的整体发展与变迁为研究背景，以整个藏象学理论体系的发展变化为研究对象，从更加宏观的视野重新审视中医藏象学的学术范畴、理论框架与发展规律，提出藏象学的理论并非是从《黄帝内经》以降一成不变的，在藏象学历史发展的过程中，也曾出现过多次理论范式的转换，从而引起整个理论体系的转型。首先是汉代以《黄帝内经》《难经》为代表，形成了五行藏象理论体系；其次，是在宋明理学大背景下形成了太极阴阳藏象理论体系；再次，现代中医藏象学正是同时受到了上述两种模型的影响，即在理论的表现形式上主要继承了"五行藏象"的内容，而在其内在精神上，则深受"太极阴阳藏象"理论的影响，是二者综合的结果。另外，除了这两个主要理论体系外，藏象学中还有一些孤立的、不成系统的理论，如四海学说、脑髓学说、膜原学说等。

宇鹏同志作为中医理论界的后起之秀，积多年的研究结果，撰成《藏象新论》一书，可谓弥补了现代从宏观角度研究中医藏象学的缺憾，余有幸先睹为快，获益匪浅。以上仅为余拜读其大作后的一些感想，特此为序。

邢玉瑞

2013 年 8 月 2 日于古都咸阳

前　　言

藏象学说作为中医学理论的核心与基石，在中医学理论体系的发展进程中起到了不可或缺的重要作用。然而，对于"藏象"的概念内涵与藏象学的学术范畴历来存在颇多争议，这种争议在很大程度上影响了藏象学理论的发展与完善。

20世纪60年代，《从脏腑学说来看祖国医学的理论体系》一文的发表，曾经引起了一次什么是"中医理论体系的核心"的大争论。此后，藏象学逐渐成为中医学研究关注的重点问题。然而，迄今已五十余年过去，对于藏象学的研究，虽然诞生了大量的成果，但仍缺乏有真正意义的突破，许多原本悬而未决的问题依然存在。出现这种状况无外乎三个原因，或是方法欠缺，或是积累不足，又或是两者兼而有之。本书正是从诠释学出发，为藏象学的研究探索一些新的方法，积累更多的素材。

有鉴于此，我在本书中尝试了一些不同以往的研究思路，即从传统的基于中医经验与各家学说的研究范围中跳出，且不再过分注重对单一藏府理论的诠释及具体学说的考证，而是以社会历史的整体发展与变迁为研究背景，以整个藏象学理论体系的发展变化为研究对象，从更加宏观的视野重新审视中医藏象学的学术范畴、理论框架与发展规律。由此，我发现中医藏象学理论体系与中国传统哲学思想有着紧密的联系，是古代哲学与临床实践经验相结合的产物，而社会思想文化的变迁，也必然会影响到医学理论的发展。如果我们能深刻地理解中医学的这一特征，则许多历史上悬而未决的疑问可迎刃而解。

本书分为上、下两篇。上篇"中医藏象学的学术范畴与理论框架"，是我个人对藏象学一些思考的结论，即对中医藏象学的基本概念、学术范畴与内容框架进行了一定的探讨与分析，并系统考察"象""健康"等形成藏象学理论并指导藏象学发展的核心观念与思维方法。下篇"中医藏象学的历史演进与学术源流"，实际上是本书的主体内容，主要是对中医藏象学的历史沿革与学术源流进行全面深入的考察，系统阐明中国传统思想与学术对中医藏象学发展的影响，探究藏象学发展轨迹与历史动因。本书正是通过对每一个时期藏象学理论发展的系统考察，才最终得出前面的结论。因此，下篇也可以看作是我研究过程的一个真实再现。

2005 年，我进入中国中医科学院中医基础理论研究所藏象学研究室工作，同时参加到 2005 年度 973 计划中医理论专项课题"中医理论体系框架结构与内涵研究"（2005CB23505）当中，负责中医藏象学理论的整理与研究工作。此后，我就将主要精力投入到藏象学理论的研究当中，并于 2008 年主持了中国中医科学院自主选题项目"中医藏象学的核心观念与理论范式研究"（ZZ2006006）。此后，我将以上两个课题的研究成果进行重新整理，形成本书的基本内容。虽然本书从研究到准备出版已历时近七年，但鉴于研究工作的复杂性，本书只是对我一个阶段性成果的总结，书中很多内容还需要更加深入地研究与考证。但本书毕竟代表了我多年独立思考后对中医学的一些新的认识，希望能够给有关学者提供一些参考。

本书在研究与写作的过程中，得到了中国中医科学院基础所诸多同仁的大力支持与协助，在此致以由衷的感谢！尤其是要感谢潘桂娟研究员，在研究工作中给予的多方面的关心、支持与指导。

由于作者水平有限，疏漏与不足在所难免，真诚地希望各位专家与读者提出宝贵意见，以便再版时修订提高。

张宇鹏

2014 年 5 月

目　录

上篇　中医藏象学的学术范畴与理论框架

下篇　中医藏象学的历史演进与学术源流

上篇　中医藏象学的学术范畴与理论框架

第一章 中医藏象学的学术范畴

藏象学说作为中医学理论坚实的基石，自《黄帝内经》时代以降，已存在了近两千多年的历史，在中医学理论体系的发展进程中起到了不可或缺的重要作用，并在临床实践与理论升华中得以发展、完善。

第一节 藏象学学科的形成与研究对象

藏象理论是中医基础理论的一个重要组成部分，自先秦出现萌芽，至今已有两千多年的发展历史。然而，作为一门学科，"中医藏象学"，却非古已有之的概念，而是源自新中国成立后中医发展与院校教育的需要，最终形成于 20 世纪 60 年代的一次影响深远的大讨论。

中医理论源远流长，然而现代意义上的中医学各学科分类的形成，实际上却是近代科学思想传入之后的事。现有的中医基础理论体系结构雏形，大约形成于近代中西医论证与汇通的时代。民国初年，西医大举进入，中医受到前所未有的冲击，国民政府为规范中医学校的建设，曾于 1933 年通过《中央国医馆整理国医药学术标准大纲》，首次将中医学科体系"采用近世科学方式，分基础学科、应用学科两大类"，列解剖生理学为基础学科 7 门课程之一，此为藏象学学科发展的雏形。新中国成立之后，为中医教学之需要，成立的中医高等院校也基本沿袭了民国以来的课程设置思路，将中医学的学科结构分为基础学科与临床学科。同时，基于对中医理论体系的整理，始将《黄帝内经》（以下简称《内经》）有关脏腑论述命之为"藏象学说"。1962 年 6 月，湖北中医学院第二届西医离职学习中医班学员发表了《从脏腑学说来看祖国医学的理论体系》一文，明确提出"脏腑学说是祖国医学理论体系的核心"。同年 10 月上海中医学院《内经》教研组发表《对"从脏腑学说来看祖国医学的理论体系"一文的商榷》，其中谈到"根据中医的传统，称'藏象学说'而不称'脏腑学说'"。凡此以降，中医著作、教科书中关于人体脏腑理论就统称为藏（脏）象学说。

虽然藏象学是一门新兴的学科，但藏象学所讨论的问题确是古已有之的。藏象学的研究范围通常可分为广义与狭义两种，狭义的"藏象"即指藏府（脏腑），即五藏（脏）六府（腑）及其相关内容；而广义的藏象，除藏府（脏腑）外，还包括如气血津液、形体官窍、肌肤腠理、经络腧穴，甚至禀赋体质等一切与人体形体组织结构与生理功能有关的知识。然而，以上的范围涵盖了对人体结构多种不同的认识，由于每个人的学术背景与研究目标的不同，对藏象学研究范围的界定也不同。如本书，鉴于经络学说的特殊性，对"藏象学"的界定中就不包含对经络理论的探讨。

此外，由于古今文字的不同，以及对"藏象学"学科的认识与理解的差异，"藏象（藏府）"一词先后曾使用过"脏象（脏腑）"、"臟象（臟腑）"等多种不同的写法。如非特殊情况，本书通常使用"藏象（藏府）"，主要是出于两点考虑：首先，古书中多用"藏象（藏府）"，而"脏""臟"与"腑"则均相对晚出，尤其是"脏"，很大程度上是新中国成立之后推行简化字的结果；其次，"藏"字，在某种程度上有"宝藏"及"隐藏"的含义，更加符合我对"藏象"的认识与理解，而"脏"则容易让人联想到西医之"脏器"，有可能引起概念混淆。因此，就本书所讨论的内容来讲，使用"藏象"而非"脏象"，是更合适的选择。

第二节　"藏象学"的概念内涵与学术特征

"藏象"的概念内涵及其理论范畴历来存在颇多争议，学者们基于各自的研究成果，见仁见智，给予"藏象学"各不相同的解释。

笔者认为，中医藏象学是基于中国传统思维方式与认知方法，并结合中国文化中的某些核心观念而得出的，用于解释人体各种生命现象与健康观念的理论模型系统。其理论起源在很大程度上原本是哲学思辨的产物，再经长期临床实践的检验、改造并丰富完善后，逐步发展为中医学理论体系的基石。

藏象学的发展有赖于两个方面进步的推动，一方面，长期临床实践成就的积累是藏象学理论发展的原动力；另一方面，临床成就必须经哲学思辨的系统改造后，才能真正地融合到理论体系当中，成为藏象学不可分割的一个组成部分。而这种哲学思辨方法，则在很大程度上受到时代文化背景的制约与引导，当整个时代的主流思想或思维方式发生改变时，藏象学也往往会随之出现新的发展与变化，甚至会出现理论体系的根本性转型。在以往的研究中，我们通常更多地强调临床实践的推动作用，对哲学思辨与文化背景的作用则很少顾及，这也是藏象学研究至今难以深入的重要原因之一。

藏象学是中医基础理论的核心组成部分，其理论体系的构建，并非各种相关理论的简单堆砌，而是通过思辨方法精心设计的一整套系统化理论模型。这一模型是以中国古代哲学对世界的解释作为模版构建起来的，随着历史的发展，人们的观念发生变化时，整个藏象学理论体系，也将不可避免地被重构，以赋予更新的意义。这一点，在藏象学发展的历史进程中得到充分的体现。中医藏象体系诞生于两汉之际，两汉经学则是其最主要的哲学基础与理论源头；至金元之后，在以宋明理学为代表的新思想影响下，藏象学出现了理论范式的根本性转型，明代命门学说的成熟，则是新藏象体系发展的最高成就。

第三节　藏象学的内容范畴与历史作用

藏象学从内容范畴上讲，主要承担着两方面的任务：

其一，藏象学要对人体结构及其生理现象做出一定的说明，这是藏象学的基本任务。中医学对于人体的认识，主要包括以下两个方面的内容：首先是对人体解剖结构的认识，这其中包括可见的如皮肤、肌肉、骨骼特征及体内脏器形态结构等，也包括不可见但可以感知的如经络系统等，这是藏象学的基础；其次是对人体生理功能与生命现象的认识与解释，其中包括人体各种正常可见功能如饮食、呼吸等，由病理反推而得出必然存在的功能如疏泄、纳气等，以及人体正常生命现象如生长壮老已的过程等。两方面内容相互结合，并以既有的哲学框架改造、规范后，即成为藏象学理论的主要内容。

其二，藏象学体现出中医对人类生命与健康观念的认识，并隐含了对人体健康标准的界定。藏象学，是中医学中最高度抽象与综合的理论。因此，除了解剖学外，在实际的临床实践过程中，医家是无法直接获得藏象学知识的，其最初所积累的原始经验，主要表现为病机学、证候学、治则学、方药学等内容，这些知识只有经过精心选择与改造后，系统地整合到设计好的理论模型当中，才能成为完整的藏象学理论。故《素问·玉机真藏论》曰："善者不可得见，恶者可见。"正常的人体藏象，往往需要通过病理状态下的变化而反推得出，因此，藏象学本身就隐含了对人体健康标准的界定，同时也体现了中医学对人类生命与健康观念的认识。

藏象学，作为中医理论的核心与基石，具有不可替代的地位与作用。其突出表现在藏象学对中医各领域理论全面的改造与规范。任何一种医学若要流传与发展，就一定需要一整套系统、规范的理论支撑，而这一理论体系必须具备统一性、规范性和系统性的要求。早期中医理论起源于对疾病的认识与治疗，这是零散而孤立的医学知识，并不能称之为理论，而当经验积累到一定程度的时候，医学理论就必须上升到对人体本身的认识的这一抽象高度，只有对人体自身的结构与功能有了充分的认识，医学理论的总结才是有可能的。因此，藏象学是也必然是中医理论的核心与基石，否则中医学不可能形成真正系统化的理论，中医学将会以成千上万"某方治某病"的纯经验形式存在，形成一个杂乱无章、毫无头绪的知识堆，这对任何人来说都是难以学习与掌握的。藏象学理论起源于中国古代哲学思辨体系，自《内经》始中医学将哲学界的藏象理论引入到医学理论当中，完成藏象学理论体系的初步构建。此后，医学界开始运用藏象学对中医学其他理论进行全面的规范与改造，将原本零散纷乱的病因、病机、证候、治则等理论系统整合到藏象学所搭建的理论框架之中，使之系统化、规范化，而那些无法整合的经验，由于缺乏系统的理论支撑，传承困难，很容易被湮没在历史的长河之中。

第二章 中医藏象学的理论范式

范式是指按既定的用法，是一种公认的模型或模式，是任何一个学科所独有的内在结构的体现。由于中医藏象学是基于中国传统思维方式与认知方法，并结合中国文化中的某些核心观念而得出的理论模型系统，因此其理论范式在很大程度上受到古代哲学思想的影响，而两汉经学与宋明理学则是中医藏象学的主要理论基础。

第一节 对藏象学理论体系的再认识

理论体系是由若干同类或相关的理论组成的，然而深入研究我们往往就会发现，并非所有的同类理论均可在同一体系内相互理解与解释的，即不同的理论间虽意向同样的目标客体，但由于其依赖的理论基础与构建方法的不同，而呈现出明显的差异性，甚或有可能因其理论间不可通约性的存在而导致深层次内在矛盾的产生。而这一情况在藏象学理论体系中经常会困扰着我们。

解决这一矛盾的最好办法就是在理论体系的大框架下，再进一步划分成若干子体系。即将遵循同样的理论基础与思维方法构建的相关理论，各自有机地整合，得到若干子体系，从而可以在子体系的内部实现理论的相容与自洽。当然，这种子体系的划分并非将理论想当然地随意分堆，而是至少应满足以下几个条件：首先是同一个子体系内的理论，应建立在同一个理论基础与思想层面之上，而这种理论基础通常都是哲学的，且往往带有时代的文化背景；其次，需要有一个处于核心地位的理论范式贯穿于系统内的所有理论当中，否则就不能称之为系统；第三，各不同的理论应基本实现体系内的相容与自洽性，若不能保证，则需重新审视划分方法；此外，我们还应当注意，即理论应当有较丰富的内容，且具有相当的普适性，即此藏象学理论除可解释特定的生命现象或健康观念外，还可参与其他如病机、辨证、治则等多方面理论的构建，仅可用于某一特定的场合或仅有某一单一的用途，只能认定为孤立的理论，是不成系统的。

在我们认真审察藏象学理论后，我们清晰地发现，在其理论体系内，拥有两套围绕不同的理论模型而建立的子系统：其一，是以《内经》和《难经》中所阐述的藏象学理论为代表，广泛运用五行生克学是其主要学术特征，故我们可以将之称为"五行藏象体系"；其二，则是以明代温补派孙一奎、赵献可、张景岳等人所代表的，以命门学说的建立为其最高成就的一些藏象学理论创新，其理论基础与构建方式均与《内经》藏象系统有着显著的差别，因其灵感来自理学太极学说，而更加重视阴阳变化的理论，故我们可以将之称为"太极阴阳藏象体系"。这两种理论体系是随着社会学术的发展与文化背景的转换而出现的根本性转型，其时间分界，主要在金元时期。

当我们对这两个主要的理论系统深入研究后就会发现，藏象学之所以会表现出这两套截然不同的理论，其根本原因是由于所依据的哲学基础及其创建时代的文化背景不同，当一个时代的人们对整个世界的认知方法发生了改变，在中医学的领域内，也必然会不可避免地有所反映，而这种改变恰恰是在藏象学中体现得最为明确。

第二节　"范式"理论

"范式"（paradigm），是美国科学哲学与科学史学家托马斯·库恩20世纪70年代在《科学革命的结构》中提出的概念，用于解释科学的发展与科学革命的内在规律。根据库恩的观点，"科学"可以被看作成一定的"科学共同体"按照一套共有的"范式"进行的专业活动，而由此产生的观点、概念、定律及理论等，即共同构成一个理论体系。因此，在同一学科内不同的理论体系也可以被看作是对不同的理论范式的认同。

根据库恩在《科学革命的结构》著作中的定义，"范式"是指

"特定的科学共同体从事某一类科学活动所必须遵循的公认的'模式'，它包括共有的世界观、基本理论、范例、方法、手段、标准等等与科学研究有关的所有东西"。库恩所说的"范式"是指科学共同体的共有信念，而这种信念又建立在具体的科学成就，主要是重大理论成就的基础上。这些成就不仅提供了一种新的思想框架，而且提供了一个可供模仿的具体范例，从而规定了一定时期中这门科学的发展道路和工作方式。

在库恩的概念中，科学共同体是由一些具有共同范式的有专长的实际工作者组成的科学家集团。共同体的大小不等，全体自然科学家可成为一个共同体，各个学科的科学家，如物理学家、动物学家、化学家等也可各自成为一个共同体。而范式则可以被认为是某一科学共同体在某一专业或学科中所具有的共同信念，这种信念规定了他们的共同基本观点、基本理论和基本方法，为他们提供了共同的理论模式和解决问题的框架，从而成为该学科的一种共同的传统，并为该学科的发展规定了共同的方向。

库恩的范式有以下几个特点：①在一定程度内具有公认性；②是一个由基本定律、理论、应用以及相关的仪器设备等构成的一个整体，它的存在给科学家提供了一个研究纲领；③为科学研究提供了可模仿的成功的先例。

库恩对科学发展持历史阶段论，认为每一个科学发展阶段都有特殊的内在结构，而体现这种结构的模型即"范式"。范式通过一个具体的科学理论为范例，表示一个科学发展阶段的模式，如亚里士多德的物理学之于古代科学，托勒密天文学之于中世纪科学，伽利略的动力学之于近代科学的初级阶段，微粒光学之于近代科学的发达时期，爱因斯坦的相对论之于当代科学等，都是不同阶段科学范式的典型代表。因此，"科学"即可以看作成一定的"科学共同体"按照一套共有的"范式"进行的专业活动，而不是一个不断增长的庞大知识堆。科学的发展，首先体现在范式的转换上，而范式转换的关键，在于其提供了一个成功的先例，从而为后来的科学研究起到了示范和引导的作用，因此，范式是一门学科成为科学的必要条件和成熟标志。

藏象学作为一门学科，自然也有其自身的范式，而且，与我们通常想当然的印象不同，藏象学的理论并非是从《内经》以降一成不变的，在藏象学历史发展的过程中，也曾出现过多次理论范式的转换，从而引起整个理论体系的转型。因此，从理论范式的形成与转换的角度，重新认识与解读中医藏象学理论，是非常重要的。上节所说藏象学内"五行藏象体系"与"太极阴阳藏象体系"的差异，正是由于不同时代与社会文化背景导致理论范式发生转换的结果。

第三节　藏象学的理论范式

五行藏象体系诞生于两汉之际，两汉经学则是其最主要的哲学基础与理论源头。在早期中国的各种学术思潮中，两汉经学思想对中医藏象学发展的影响最大，其中最为重要与关键的有两点：其一是天人合一思想体系的确立；其二则是与阴阳五行思想的神秘化结合，正是这两点确立了中医藏象学理论的核心思想。而以《内经》和《难经》为代表的中医藏象学理论体系，也在很大程度上是参照了经学的理论而创建的。

《内经》中所阐述的藏象学理论，在很大程度上是参照了经学的理论而创建的，以广泛运用五行生克思想为其主要学术特征，故我们可以将之称为"五行藏象体系"。每一个自成系统的理论体系，都应可以寻找到一个处于核心地位的理论范式，这个范式是贯穿于体系内的所有理论当中的。五行藏象体系当然也存在这样一个范式，我们可以将之概括为"藏府五行"理论模型。这一理论模型主要包括以下几方面的内容：首先是以五行理论来规范藏府，即五藏六府均分属五行，甚至五藏的数目也是依据五行原则来确定的；其二，五藏平等，循环无端，处于完美和谐状态，并无任何一藏突出；其三，受董仲舒"天人相应"学说理论影响，五藏六府的运动变化规律与天地五行的变化同步，有时是在四时的变化上表现非常明显；其四，五行之间的生克乘侮规律，在五藏之间也同样有效，且广泛运用于各种理论，甚至影响到病机学、治则学等多方面的内容。

太极阴阳藏象体系是在宋明理学的大背景中诞生的，朱熹的"理学"思想、张载的"气"学、周敦颐的"太极"理论是其主要理论基础，而宋代易学的复兴，甚至包括道教学术的新发展，都为命门理论的诞生提供了充足的养料。与五行藏象体系相比较，宋明理学与两汉经学之间的差异也同样体现在医学领域：首先，与汉儒宏阔不羁的思想相比，宋儒比较务实，大多已经放弃了两汉流行构建宏大的、无所不包的普适性理论体系梦想，转而追求发现理论中某一点的核心价值。故此时的人们谈论藏象，总喜欢针对某一个主要问题出发，引申出其理论体系，又因个人学识、经历、见解的不同，各家分流也自此而始。其次，宋学与汉学的另一个主要区别，是五行理论逐渐被淡化，而太极阴阳学说则大行其道。在藏象学领域内这一点表现得非常鲜明，在宋金之前，人们论及藏象也说阴阳，但要么是以藏府分阴阳，即藏为阴、府为阳；要么就是五藏之内分阴阳，如一水二火（肝、心为阳，肾为阴）、二阳三阴（肺、心为阳，肝、脾、肾为阴）之类的内容，是一种特定的解释，并无多少实用价值；而一藏之内再分阴阳（如心阴、心阳、肾阴、肾阳之类），并将之与盛衰虚实结合起来运用到临床中，是在明清之后才广为流行的。五行生克学说也是同样，北宋以前被广泛使用于各个方面的理论，而明清以后则演变退化为某一特定疾病的特定解释，不再具有广泛的普适性了。

太极阴阳藏象体系的理论范式，我们可以将之概括为"命门阴阳"理论模型，包括以下几方面的内容：其一，太极阴阳藏象体系打破了五藏间的平衡关系，针对某一问题，建立某一藏府的主导地位，其他藏府围绕其重新确定关系，这一特征最突出的例子就是李东垣的《脾胃论》。这一改变具体表现为对两宋以前盛行的五行藏象体系先验框架的忽视与破坏，虽导致理论的普适性下降，适用范围较局限，但与临床实践的联系更加紧密，更符合医学本身所追求的目标。其二，太极阴阳学说在理论构架中占有主导地位，人体中的阴精与阳气受到充分的重视。而且，在金元时期出现了在同一藏府内部划分阴阳的趋向，这一趋向首先表现为对命门与肝肾

（相火）阴阳水火性质的讨论，而最终在明代以后扩展到所有涵盖藏府的普适性方法。阴阳的盛衰、消长、变化及其相互转化成为医家争相讨论的重点内容，同时"先天"与"后天"等哲学概念也被引入到藏象学当中来，被广泛运用于解释疾病与指导治疗。第三，《难经》中命门概念被发展起来，在道教中的"丹田"理论及周敦颐的"太极"学说的影响下，与元气、相火等理论相结合，成为新理论体系的核心内容。这一思想始于金元，在明代又得到进一步发展，最终导致明代命门学说的大发展，从而最终完成了对五行藏象体系的根本性超越。

除了这两个主要理论体系外，藏象学中还有一些孤立的、不成系统的理论，如四海学说、脑髓学说、膜原学说等。这些理论也具有很高的学术价值，我们同样不能忽视。

第四节　现代中医学对藏象学的继承

如前所述，藏象学实际上是现代概念，在新中国成立后各中医院校的教材中，大多是作为《中医基础理论》的一部分来学习的。然而，与其他所有学科一样，现代教材中的"中医藏象学"也是从历史中继承而来的，是对历代藏象学相关内容系统化的提炼与总结，同时也不可避免地带有时代的特征。

"五行藏象"与"太极阴阳藏象"是藏象学在历史上存在过的两种主要藏象模型，现代中医藏象学正是同时受到这两种模型的影响，即在理论的表现形式上主要继承了"五行藏象"的内容，而在其内在精神上，则深受"太极阴阳藏象"理论的影响，是二者综合的结果。

"五行藏象"与"太极阴阳藏象"两种模型的逐渐合流，早在明代后期就已经开始了。以命门学说为代表的"太极阴阳藏象"模型，在明代医家充分完善发展成熟之后，却遇到了一个意想不到的困难，即由于命门、三焦、相火、真阴真阳等概念是"太极阴阳藏象"模型中的主要内容，这些内容或多或少都和"先天"的概念有一定的关系，在人体内一定程度上具有无形、无位的性质，则理论思辨的成分较多而与临床实践脱离较远。为解决这一难题，由于命门、相火、真阴真阳等概念最早均是由肾的功能脱胎而来，则针对调理如"命门火衰"、"真阴不足"等病证责之于肾成为唯一可行的选择。如以张仲景的六味、八味地黄丸来调理真阴真阳之病证，早在薛己的《明医杂著》与赵献可的《医贯》中就已应用，这实际上等于是承认了肾中之阴阳即为真阴、真阳，而张景岳立左、右归丸方，也是通过治疗肾藏来解决命门的问题。自李中梓提出"肾为先天之本"则代表着肾命合一的思路成为主流思想，至清代后肾也就逐渐取代了命门的功能，而命门则成为寄藏在肾藏中的一个附庸。

在新中国成立之后的 50 年代，现代中医院校教育之初是并无藏象学内容的，而主要是以对《内经》的学习来代替中医基础理论教材，因此，《内经》的理论也就成为现代中医学主要理论的来源与标准。80 年代初编写的《中医基础理论》教材，也是以《内经》理论为基础，参考张景岳、李中梓等人的学说编写而成的。因此其在理论形式上，与《内经》一脉相承，均采用了五藏六府学说作为其理论形式，而将对命门的认识附在肾藏之后作为补充，即在理论的表现形式上主要继承了"五行藏象"的内容。然而，从另一个方面讲，现代中医藏象学在其思想内涵上则更多的是继承的"太极阴阳藏象"理论的精神，如对气血阴阳人体的重视，肾与脾的特殊地位等。并且，现代中医学在临床辨证时，首先更多的考虑的是藏府的气血阴阳虚实，而非其五行生克关系，说明虽然现代中医藏象学在形式上继承了五藏六府体系，但真正自觉或不自觉地用来指导临床实践辨证论治的仍然来自"太极阴阳藏象"的精神内涵。

第三章 中医藏象学理论体系的内容结构

理论体系是指一定范围内或同类的理论，按照一定的秩序和内部联系组合而成的整体，是结构化、系统化的相关知识的集合。藏象学，作为中医学中最高度抽象与综合的理论，其内容主要由"五行藏象"和"太极阴阳藏象"两个相对独立的理论体系，以及一些孤立的、不成系统的理论所共同组成的。

第一节 五行藏象理论体系

五行藏象理论体系是以两汉经学中的阴阳五行学说为核心构建的。其主要内容是以阴阳与四季相配，四季又与五行相对，以五藏比附五行，六府再与五藏相合，依照春生、夏长、秋收、冬藏的大思路，将阴阳五行的理论引入医学当中，则"四时五藏阴阳"的理论成为五行藏象体系的主体与核心内容。而五藏六府之间的关系则比照五行生克的模式来设计，五行之间的生克乘侮规律，在五藏之间也同样有效，且广泛运用于各种理论，甚至影响到病机学、治则学等多方面的内容。

在《内经》完成之前，以阴阳五行学说为基础的五行藏象理论模型，已经参照经学思想的理论框架建设完成了，但这还只是一个空架子，缺少与医学相关的实际内容。而《内经》最重要的贡献，就是要将医学实践长期积累的各种原始经验与知识（主要是对藏府功能与特性的认识），经过精心选择与改造后，系统地整合到设计好的理论模型当中，为先验的理论框架与实际的临床经验建立紧密的联系，从而最终完成五行藏象理论体系的构建。

一、五藏六府

"藏"与"府"的概念在先秦时期就已出现,在《内经》中已发展成熟。在古文中"藏"与"府"均有仓库之意,但"藏"偏重于储藏珍贵物品,有储藏或闭藏之意;"府"则通常用于存放较大量的一般物品。据此,五行藏象体系将体内脏器归为两类:一类是以实体脏器为主,古人认为具有藏蓄精气的作用,即"五藏";另一类则是以带有空腔的器官为主,其功能大多与传导变化水谷与津液有关,即"六府"。《内经》中对此给出了明确的定义:"所谓五藏者,藏精气而不泻也,故满而不能实;六府者,传化物而不藏,故实而不能满也。"(《素问·五藏别论》)"五藏者,所以藏精神血气魂魄者也;六府者,所以化水谷而行津液者也。"(《灵枢·本藏》)这种理论,由于其概念明晰,很快为人们接受,并为后世所遵从。此外,另有奇恒之府,兼具藏、府两方面的特征,故另立名目,其功能多隶属五藏,无阴阳、表里及配属关系。

五藏:肝(属木)、心(属火)、脾(属土)、肺(属金)、肾(属水)。

六府:胆(属木,配肝)、小肠(属火,配心)、胃(属土,配脾)、大肠(属金,配肺)、膀胱(属水,配肾)、三焦(无配属,一说属水、配肾)。

奇恒之府:脑、髓、骨、脉、胆、女子胞。

二、藏府与阴阳五行

(一) 藏府与五行学说

中医学认为,在机体的生命活动中,五藏六府与各器官、组织、形体诸窍之间,是相互结合、相互协调的。在藏象学的理论体系中,五藏不仅是人体内的五个脏器组织,而是代表着人体的五个系统,人体的所有组织、器官都可以包括在这五个系统之中。

在藏象学理论的构建过程中,五行理论所起的作用非常突出。《内经》中藏象学理论体系的主要内容,是以五藏为主体,运用五行理论的组织原则，将六府、五体、五官、九窍、四肢百骸等联系成有机的整体，五藏则是人体五大功能系统的代表。《内经》将五行与五藏相匹配，以木配肝、火配心、土配脾、金配肺、水配肾，而其他如六府、五体、五窍、五华、五志、五声等人体组织器官与生理功能同样依次匹配。

此外，中医基于"天人相应"的观念，认为人与自然界保持着高度的统一性，藏象学又运用五行学说将自然界的方位、季节、气候等与人体五藏功能系统密切联系，通过五行归类，建立了人体藏府之间、藏府与生命之间，以及藏府与体外自然界的同类相应，五行生克和相生关系。

（二）藏府与阴阳学说

阴阳是中国古代先民对相互关联的事物与现象间普遍存在的两种相互对立属性的抽象概括，阴阳是事物发生、发展、变化的规律和根源，是天地万物之至理。中医学同样接受了阴阳观念作为其自身的理论基础，并进一步丰富与发展了中医学的阴阳学说。

在中医学中的"阴阳"概念归纳起来主要有以下几个方面的内容：首先，阴阳是对人体无形之气与有形之质的区分，如气血、营卫、藏府、清浊、阳气与阴精等；其次，阴阳代表了寒热、水火、虚实、上下等事物不同的特性；第三，阴阳是对人体形神关系的代称，如"阴平阳秘""阴阳离决"等；最后，通过阴阳的概念将人体与外界环境相互联系，如"春夏养阳，秋冬养阴"。四种用法交错使用，其中第一种最为重要，后世无数重要的思想都是以此为基础发展起来的。

（三）四时五藏阴阳理论

四时五藏阴阳理论是五行藏象理论的主体与核心内容。概括起来这一理论模型主要包括以下几个方面的内容：首先，是以五行理论来规范藏府，即五藏六府均分属五行，而五行与五季相结合，又使人体的五藏与自然界的天象、物候变化联系在一起，实现了"天"与"人"的完美结合；其次，五行与五季为五藏生理功能与

特性的归纳起到了重要的导向作用，并提供了保证其合理性的终极
依据，五行思想的引入，使体现功能的"象"提高到理论的中心
地位，而实际的解剖结构则被模糊化了；第三，五藏六府的运动变
化规律与天地五行的变化同步，尤其是在四时的变化上表现非常明
显，人需要调整自己以顺应自然界的变化，否则就会出现病变，这
也是"天人相应"思想在医学上的具体表现；第四，与自然界的
四季循环相似，五藏间在逻辑关系上也同样是平等的，循环无端，
处于完美和谐状态，并无任何一藏突出。中医虽有"心为五藏六
府大主"之说，但这更多的只是对不同功能的区分，而并非逻辑
地位的差别。以上几点构成《内经》藏象学体系的核心观念，甚
至一直到两宋时期，始终处于中医理论的主流与中心地位。

三、藏府的功能与特性

藏府生理功能与生理特性是有所区别的，生理功能是指其生理
作用，而生理特性是指不同于其他藏府的、某藏府独特的生理性
质。然而在传统中医学中，对此二者的区分并不明确，往往混为一
谈，常常在一个理论中既有功能的内容，也涉及特性的方面。这固
然与中国文化缺乏形式逻辑传统有关，但同时我们也应该认识到，
在古人的理论体系中，其实并无作此严格区分的必要。

（一）心

心主血脉：指心气推动和调控血液在脉管中运行，流注全身，
发挥营养和滋润作用。心气能推动血液运行，以输送营养物质于全
身藏府形体官窍。心与脉相连，心气推动可保持脉道通利，血流通
畅。心、脉、血三者紧密相连，构成一个血液循环系统，血液在脉
中正常运行，必须以心气充沛、血液充盈、脉道通利为基本条件，
而其中心气的推动作用又在其中起着主导作用，故曰"心主身之
血脉"（《素问·痿论》）。

心藏神：又称主神明或主神志，是指心有统帅全身藏府、经
络、形体、官窍的生理活动和主司精神、意识、思维、情感活动及
性格倾向等。心所藏之神，既是主宰人体生命活动的广义之神，又

包括精神意识思维情志等狭义之神。

心主阳气：心位于胸中，在五行属火，为阳中之阳，故称"火藏"，以阳气为用，温通全身血脉，推动气血运行。

（二）肺

肺主气司呼吸：通过肺的呼吸作用，不断吸进清气，呼出浊气，吐故纳新，实现机体与外界环境之间的气体交换，以维持人体的生命活动。肺还参与宗气的形成，肺吸入自然界的清气，与脾胃运化的水谷之精相结合而生成宗气，积存于胸中"气海"。宗气是一身之气的重要组成部分，宗气的生成关系着一身之气的盛衰。因此，肺又有主司一身之气的生成和运行作用，调节全身气机，称"肺主一身之气"。

肺主宣发肃降：宣发和肃降是肺气功能活动的两个方面。宣发是肺气向上或向外发散的功能活动，主要体现在将气血津液布散至全身的功能，以及宣发卫气于肌表，通过出汗调节水液代谢等。肃降是向下和向内清肃通降的功能活动，主要包括将吸入的清气和由脾转输至肺的津液引导下行，将代谢后无用的水液"下输膀胱"等。

肺主行水：又称通调水道，指肺对水液的输布和排泄有疏通和调节的作用。肺通调水道的功能，有赖于肺气宣发肃降的正常，在维持机体水液代谢平衡方面有重要的作用。

肺朝百脉：肺朝百脉指营气在肺内生成后随血液输布全身的过程，"朝"有朝向、汇聚之意，诸脉的血液均需流经肺藏，方可获得营气滋养全身。

肺主治节：肺主治节指肺可辅心行血，调畅气机，但也隐含有辖制其余诸藏的意味。

肺为娇藏："娇"具有娇嫩、娇弱之义，是指其在解剖形态上"肺叶莹白""虚若蜂窠"的形象，同时更多的是指其肺气柔弱，易受邪侵的特点。

（三）脾

脾主运化：运，指转运输送；化，指消化吸收。是指脾具有把饮食水谷转化为水谷精微和津液，并把水谷精微和津液吸收、转输至全身各藏府的生理功能。包括运化水谷精微与运化水液两个方面。

脾主升清："清"指水谷精微等营养物质，脾主升清，是指脾气的主动转输作用，将水谷精微和水液上输至心、肺等藏，这实际上是脾主运化功能的表现形式。

脾统血：是指脾有统摄、控制血液在脉中正常运行而不溢出脉外的功能。脾对血液的统摄作用，应当与脾生化气血的功能有关，实际上指的是气对血的推动和统摄作用。

脾喜燥恶湿：与胃喜润恶燥相对而言。脾气健运，运化水液功能正常，水精四布，则无痰饮水湿停留，这一功能有赖于脾主升清的正常，若体内水湿郁结，困遏脾气，致使脾气不升，将影响脾藏功能的正常发挥。

（四）肝

肝主疏泄：是指肝具有疏通、畅达全身气机，进而促进精血津液的运行输布、脾胃之气的升降、胆汁的分泌排泄以及情志的舒畅等作用。肝的疏泄作用，反映了肝为刚藏及肝气主动、主升的生理特点，是维持肝藏本身及相关藏府功能协调有序的重要条件。

肝藏血：是指肝藏具有贮藏血液、调节血量和防止出血的功能。

肝藏魂：指肝藏与人类的精神活动及睡眠功能有密切关系。

肝司生殖：指肝的疏泄功能对维持人体生殖功能正常所起的作用。又因肝主藏血，与冲任二脉有内在联系，肝之疏泄可以直接影响经血运行，故有"女子以肝为先天"之说。

肝为刚藏：是指肝气主升主动，具有刚强躁急的生理特点而言。

（五）肾

肾主水：是指肾气具有主司和调节全身水液代谢的功能，包括两方面的内容：其一是肾气对参与水液代谢的藏府有促进作用；其二是肾气主持调节尿的生成与排泄。因此，肾对体内津液的输布与排泄起着极为重要的调节作用，若失调则导致小便代谢障碍而引起水肿等病理现象。

肾藏精：指肾具有贮藏、封藏精气的生理功能。由于肾中所藏之精是人体生命所必需的重要基础物质，具有促进机体生长、发育和逐步具备生殖能力的作用，肾对人体生长、发育与生殖也有非常重要的作用。

肾主纳气：纳有固摄、收纳的含义。肾主纳气，指肾有摄纳肺所吸入的清气，使清气深入人体的作用。人的呼吸运动虽以肺为主，但必须依赖肾的纳气作用，才能使呼吸保持一定的深度，保证体内外气体的正常交换。

（六）六府

胆：胆有贮藏和排泄胆汁的作用。同时也主决断，即具有判断事物，作出决定的作用。

胃：胃是机体对饮食进行消化吸收的重要脏器，主受纳腐熟水谷，即将食物初步消化，使水谷化为精气，在脾的运化功能配合下，化生气血津液以供养全身，其重要性不下五藏。胃主通降，指胃气可保持饮食物的消化和糟粕的排泄过程通畅下降的运动趋势。此外，胃喜润恶燥，当保持充足的津液以利饮食物的受纳与腐熟。

小肠：主受盛化物，泌别清浊，将饮食充分消化后，其精微由脾转输全身，食物残渣经阑门下注大肠，代谢后的水液渗入膀胱为尿，故又称"小肠主液"。

大肠：主传化糟粕。同时，大肠还将食物残渣中的大量水液吸收，形成粪便。吸收之水液，又参与体内的水液代谢，故称"大肠主津"。

膀胱：膀胱是贮尿与排尿的器官，通过膀胱气化的功能使代谢后的浊液储存在膀胱中形成尿液，排出体外。

三焦：三焦的作用主要有两个方面：其一是起到水液运行通道的作用。其二是水谷精微转化为气血津液的通道。

四、藏府之间的相互关系

在五行藏象理论体系中，五藏之间的相互关系主要是五藏生克乘侮的理论。这一理论被广泛地用于解释疾病的发生与传变规律，以及相应的治疗原则。这种用五藏生克的思想来解释病机，指导治疗，在唐宋时期非常流行，被众多医家广泛采用。

五藏生克理论在说明五藏病变的相互影响时，可分为相生关系的传变和相克关系的传变两类。相生关系的传变包括"母病及子"和"子病及母"两个方面。相侮，是反向克制致病。形成五藏相侮亦有两种情况，即太过相侮和不及相侮。太过相侮，是指由于某藏过于亢盛，导致其所不胜无力克制而反被克的病理现象。治疗中也可依据五行生克的原则，如"虚则补其母，实则泻其子"，"亢则害，承乃治"等。

在正常的生理过程中，五行生克也可以用于解释五藏之间相互资生与相互制约的关系，但更多的主要是哲学思辨的内容，与临床实践的联系较少。其中，只有少数几种情况是来源于临床经验的总结，具有较高的理论价值。即金水相生、肝肾同源、心肾相交等。

五、藏府与经络的关系

中医学认为，经络运行全身气血，内部隶属于藏府，外部分布于躯体，是联络藏府、肢节、筋肉、皮肤，沟通人体上下内外的通道。《灵枢·逆顺肥瘦》高度概括了十二经脉的循行规律："手之三阴，从藏走手；手之三阳，从手走头；足之三阳，从头走足，足之三阴，从足走腹。"其中手、足三阴经经过的"藏"与"腹"均指的是五藏，而手、足三阳经也通过其分支络脉与六府相连。经络在《内经》藏象学体系中有着非常重要的作用，其联络内外，通行气血，循环营卫，几乎人体所有生理功能的实现都离不开经络的参与。

六、气血津液理论

气、血、津液都是构成人体生命的基本物质，是藏府、经络进行生理活动的物质基础，然而，深入分析后，我们发现，气血津液的生成、功能与运动形式其实并非独立存在的，而是五藏六府功能的延伸，同样是先验藏府框架的一个重要的组成部分，气血津液与经络、藏府相结合在一起后，才真正构成了一个完整的中医藏象学理论体系，而这其中的藏府理论则占据了中心主导的地位。

（一）气

五行藏象理论体系所论及的"气"主要分为三种：宗气、营气和卫气。元气则是太极阴阳藏象体系的核心概念，在五行藏象体系中并不重要。

宗气是指积于胸中之气。饮食水谷经脾胃消化后，其精气上输至肺，在肺部与呼吸得来的清气相结合，组成胸中之"宗气"。宗气聚集于胸中，贯注于心肺之脉，向上下两个方向运动。宗气有两个主要的功能，首先是上行息道以司呼吸，凡语言、声音、呼吸等皆与宗气有关。另一个功能则是下出阳明，贯注气街，辅助心脉共同推动气血运行。此外，人体心尖搏动部的"虚里"脉与宗气的关系十分密切，若其宗气旺盛，则搏动正常；搏动消失，则是宗气绝，是死亡的标志；若搏动躁急，引衣而动，则是宗气大虚而外泄的表现。

营气和卫气也是人体之气的重要组成，营气与卫气相对而言，营气属阴，与血共行于脉中，富有营养，可化生血液，滋养全身；卫气属阳，运行于脉外，具有护卫人体，不使外邪侵犯的作用。两者均源于水谷之气，其中营气为水谷之精气，卫气为水谷之悍气。营气和卫气是人体生理功能重要的体现者，藏府与经络通过营气和卫气的运行而实现相互间的联系，以维持生命运动的存在。营气与卫气是古人对血液循环知识的假设。此外，在古人的认识中，营卫还具有类似生物钟的作用，《内经》通过卫气昼夜运行变化的规律，人体出现寐、寤的不同生理活动，对人类的睡眠现象给出了一定的解释，使得中医藏象学理论更加完整。

（二）血

中医认为，血是由营气和津液相结合化生而成的，同样是来源于饮食物经脾胃消化、吸收而生成的水谷精微，水谷精微经脾胃消化后，与津液结合化生为血。血的功能实际上和营气是相类的，所区别的只是"营气"乃无形之物，"血"乃有形之物，是运动、感觉与精神活动的主要物质基础，也是营气的载体，故曰"肝受血而能视，足受血而能步，掌受血而能握，指受血而能摄"，说明人体正常生理活动对血的依赖关系。血的正常运行与多个藏府均有关系。心有总管一身血液的作用，即心负责推动血液的运行。肺有"朝百脉"的作用，诸脉均需流经肺藏，中焦之营气"上注于肺脉"后最终完成血液的化生，而其宣发肃降的作用同样有助于血液的正常运行。肝主"藏血"，负责调节全身血量的分布，尤其是睡眠时对血流的调整。脾除了是血的生化之源外，还具有统血的功能。

（三）津液

津液是机体一切正常水液的总称，除脉中血液外，体内一切正常的液体都可划归津液的范围内。根据性状、分布与功能的不同，津液可以分为"津"和"液"两大类，二者虽有区别，但常可相互交流、转化，并无本质区别，故常津液并称。津液的生成、输布与排泄是一个相当复杂的过程，津液也来源于饮食水谷，津液的生成是通过胃将"游溢精气，上输于脾"后，通过脾的运化功能而生成的。脾"为胃行其津液"，一方面将津液"上归于肺"，另一方面也通过经脉输布全身"以灌四旁"。肺对津液则有"通调水道"的作用，通过宣发作用将津液输布于全身体表，可代谢化为汗液排出体外，故肺"输精于皮毛"（《素问·经脉别论》）；通过肃降作用则经三焦"水道"下输于膀胱，化作尿液排出体外。肾为水藏，"主津液"，对津液的输布与排泄有着重要的主宰作用，调节着全身津液的代谢平衡，故肾有"胃关"之称，即将肾比作调节胃府所产生津液的关闸。

第二节　太极阴阳藏象理论体系

太极阴阳藏象理论体系不同于《内经》的五行藏象理论体系，而是自金至清的数百年间，几十位医家间的摸索、探讨与争鸣后，逐渐形成的一种共识。在这其中，由于医家与流派的不同，而形成了许多种相关或不相关的思想与学说，总的归纳起来，主要包括以下三个方面：即对人体阴阳的认识，对人体五藏的重新定位，以及关于命门、胞宫等新藏府的理论。这些理论尽管形式与内容各不相同，但都秉承了一个共同的特点，即均以宋明理学作为其理论基础，而且对理学中太极思想格外重视，这就保证了在理论体系中确实具有一个处于核心地位的理论范式贯穿于所有理论当中，从而使各家理论间具有较好的可通约性以及能够基本实现体系内的相容与自洽性。这一点在两种藏象理论体系间相互比较时，表现得特别明显。

太极阴阳藏象理论体系是以宋明理学为其主要理论基础的，以朱熹的"理学"思想、张载的"气"学、周敦颐的"太极"理论等为代表，而宋代易学的复兴，甚至包括道教学术的新发展，都为太极阴阳藏象体系提供了充足的养料。在这其中周敦颐所创造的"太极图"模式最具代表性，太极阴阳藏象体系本身在很大的程度上就是类比这一框架来设计的。在这其中构成太极理论的几个要素：太极（无极）、阴阳、五行、万物等，在太极阴阳藏象体系我们都可以找到其相应的对象。参照无极或太极的模型，在人体即为元气与命门之属，由先天元气一分为二则成真阴、真阳，而后阴阳动静相生又化生五藏，阴阳与五藏相合则共同组成人体。这一框架即为明清时期太极阴阳藏象体系对人体的基本认识，各家理论虽细微之处各有侧重与不同，但总的来讲都是以这一基本框架为基础构建的。

一、对人体之阴阳的认识

太极阴阳藏象理论体系中，对人体阴阳的认识主要包括三个层次：首先，最上一个层次是人体全身之阴阳，包括多方面内容，如形与神，阴精与阳气等，而讨论最多的则是"气"与"血"之间的关系；其次，中间一层是藏府之阴阳，主要是指各藏府内部划分的阴阳属性，以及由此为基础而形成的理论，如藏府阴阳升降学说等；最后，最底层，也是最为根本的，是人体的真阴、真阳，其在某种程度上又与肾阴、肾阳的概念重合，与元气、命门等其他理论也高度相关。

（一）阴阳与气血

人体"阴阳"的概念有很多种，如形与神、阴精与阳气等，但其中以"气血"为阴阳最具临床价值，理论也最为完善。气与血是人体内的两大类基本物质，在人体生命活动中占有重要地位，是人体阴阳之基础。气与血都是人身精气所化，相对而言，则气属阳，血属阴，具有互根互用的关系。气与血的虚实盛衰是关系到人体健康的根本所在。

气血作为人体阴阳之基础，其重要性固然不言而喻，而其相互之间也是相辅相成、紧密联系的，二者互根互用，密不可分。气有推动、激发、固摄等作用，是血液生成和运行的动力；血有营养、滋润等作用，是气的化生基础和载体，因而有"气为血之帅，血为气之母"之说。由于脾为气血生化之源，因此，若气血为病，则当以治脾为要。

（二）藏府的阴阳属性

在五行藏象理论体系内，论及五藏阴阳属性时，主要是在五藏之间分阴阳，即《内经》中的"一水二火"（肝、心为阳，肾为阴）、"二阳三阴"（肺、心为阳，肝、脾、肾为阴）之类的内容；而太极阴阳藏象理论体系则在一藏之内再分阴阳（如心阴、心阳，肾阴、肾阳之类），并将之与盛衰虚实结合起来运用到临床中。同一藏府之内阴阳划分的方法，实质上就是对各藏府所具有的生理功能作一划分，一般"阴"指的是藏府有形的物质基础，具有消极的、静态的生理功能，而"阳"则是无形的藏府之气，表现出各种积极的、动态的生理功能，两者互根互用，可相互转化，共同维持着藏府生理功能的正常。此外，关于藏府阴阳，还有两个问题比较特殊，首先是肾藏，肾阴、肾阳虽也常见而均衡，但同时却又具有全身阴阳之根本的性质，是超越其余四藏的更高层次的存在。另一个问题是关于胃，六府之中只有胃府被划分为胃阴与胃阳，其余诸府均被含糊带过。

　　与藏府阴阳属性有关的一个重要理论是藏府阴阳升降学说，这是五藏之间存在的一种非常重要的关系，主要包括三个相互关联的部分，即脾升胃降、肝升肺降与肾升心降（即"心肾相交"）。脾升胃降是指脾主升清与胃主降浊的功能，"脾以升为用，胃以降为和"，这是对脾胃生理特性的一种高度概括。升清与降浊的功能共同维持着脾胃运化功能的正常，令气血生化得以保障。肝升肺降的理论则源出于《内经》"肝生于左，肺藏于右"之说，至明清发展为"肝升肺降"的理论。肝升肺降，相反相成，维持人体气机的调畅，因此，肝与左，肺与右，代表着全身阴阳、气血升降之通道。"心肾相交"即肾升心降的理论，是效法易学理论而创立的。人体在生理上，位于上的心火，下降于肾，以助肾阳，使肾水不寒；而居于下之肾水，则上济于心，以滋心阴，使心火不亢。如此，使心肾协调，故称之为"心肾相交"，或水火既济。而其中之"心阴"与"肾阳"又作为"阳中之阴"与"阴中之阳"而成为心肾升降的动力，在心肾相交中起了重要作用。在清代以后，脾升胃降、肝升肺降与心肾相交三个理论间联系紧密，相互连通，三者结合起来构成了一个完整的藏府升降模型，其中心火肾水分居上下，心火下降，肾水上济，肝肺左升右降，中间以脾升胃降的小循环为枢纽，脾之所以升，肝辅之也，肺气降胃气亦随之降也。三者间既相互独立又紧密联系，共同维持人体各种正常的生理活动。

（三）真阴、真阳

真阴、真阳又称元阴、元阳，为先天元气所化之人体阴阳的根本。关于真阴、真阳所处的部位有三种理论。第一种理论以周慎斋等医家为代表，以心阴与肾阳为真阴、真阳，这一理论主要由心肾相交的理论发展而来；第二种理论以赵献可、张景岳等医家为代表，认为真阴、真阳乃命门之先天元气所化，先五藏而生，是超越五藏阴阳之上更为根本的存在；第三种理论，即以肾阴、肾阳来代替先天之真阴、真阳，出现在明代后期，至清代鼎盛。后两种理论从本质上讲其实并无太大的区别，因为肾藏与命门关系密切，难以截然分开，在临床上往往都是通过治疗肾藏来解决命门的问题。医家调理真阴、真阳时，莫不以补肾为宗，以肾阴、肾阳来代替先天之真阴、真阳也就成了约定俗成的医家共识。

在中医学中，真阴、真阳有多个不同的名称。由于受易学思想的影响，明代医家往往喜欢以水火代称阴阳，故称"先天水火"，此处之"水火"与五行并无关系，而指的正是藏于命门当中，由先天元气所化之真阴、真阳。这种先天阴阳的思想与元气理论相结合就成为"元（真）阴"与"元（真）阳"的概念，而由于"阴精"与"阳气"相对，故又称"元（真）精"与"元（真）气"。

二、对人体藏府理论的创新

太极阴阳藏象理论体系相较于五行藏象理论体系，在对关于人体藏府的理论与学说，主要有两方面的创新：在推动与维持人体生命活动方面，其主要发展了元气与相火的理论；在人体的藏府结构方面，则发展了全新的命门与三焦学说。

（一）元气

元气，又称原气、真气，为先天之气，是人体最根本、最重要的气，是人体生命活动的原动力。元气的生成来源是肾中所藏的先天之精，先天之精化生的元气生于命门。肾中先天之精禀受于父母的生殖之精，胚胎时期即已存在，出生之后，必须得到脾胃化生的水谷之精的滋养补充，方能化生充足的元气。因此，元气充盛与否，不仅与来源于父母的先天之精有关，而且与脾胃运化功能、饮食营养及化生的后天之精是否充盛有关。元气发于肾，以三焦为通路，循行全身，内而五藏六府，外而肌肤腠理，无处不到，发挥其生理功能，成为人体最根本、最重要的气。

元气的生理功能主要有两个方面，一是推动和调节人体的生长发育和生殖机能，二是推动和调控各藏府、经络、形体、官窍的生理活动。元气推动人体生长发育和生殖机能的生理作用，与肾气的功能类同。由于肾精的主体成分是先天之精，肾精所化生的肾气也主要是先天之气，因而元气与肾气本质上是相通的，临床上补益元气往往都是通过补肾的方法来实现。

元气发于命门，元气通过三焦，布散全身，全面地促进和调控全身各藏府经络形体官窍的生理活动。例如，它既能使心神兴奋，又能使心神宁静；既能发挥推动、兴奋、化气、温煦等属于"阳"的功能，又能发挥宁静、抑制、成形、凉润等属于"阴"的功能。因此元气可分为元阴、元阳，而且影响一身之阴阳。同时，命门之水火、元气之阴阳之间的协调平衡才能保持藏府功能处于"阴平阳秘"的健康状态。

（二）相火

"相火"的概念出自《内经》五运六气理论，在金元时期被引入到藏象学的领域当中。"相火"和"君火"相对而言，一般认为君火指心火，命门、肝、胆、三焦均内有相火，而相火的根源主要发自命门。但另一种理论则以命门之火为君火，以人体的真阳为相火，此说首见于赵献可的命门学说，清代以后较为流行。

在通常的理论中，相火多指寄居于肝肾二藏的阳火，具有推动人体生命活动的重要作用，是人体生命活动的动力来源。故朱丹溪在《格致余论·相火论》曰："人有此生，亦恒于动，其所以恒于动也，皆相火之谓也。"相火为人身之正气，是维持各藏府正常生理功能所不可少的，应当保养、补充，而不应戕害。相火既可为正，亦可为邪。生理情况下，动而中节，为温养一身之真阳；病理状态时，火起于妄或失其位，则为"邪火"，则有"相火为元气之贼"的说法。相火与肾（命门）的关系至为密切，是命门所藏之真阳功能的体现，但也与其他藏府功能相关，二者之间相互影响、相互制约以归于衡；若诸藏功能失调，便可导致相火妄动。而对相火妄动的治疗，也大多从肾、脾二藏入手。

（三）命门

作为藏府之命门的概念出自《难经》，由刘完素、张元素等人所发展，至明代孙一奎、赵献可、张景岳三家学说则为大成，代表了太极阴阳藏象体系发展的最高成就。

关于命门的位置与形质，可概括为三种说法：其一是右肾为命门说，以左肾属水为肾藏，右肾属火为命门，《难经》首先提出此说，后经刘完素等人之发展后，流传非常广泛，许多著名医家均从此说；其二是两肾总号为命门说，元·滑寿首倡此说，明·虞抟明确提出"两肾总号为命门"，命门即是肾藏之代称，而肾藏又因此而带有"先天"的性质；其三是以两肾之间为命门说，此说首创于孙一奎之命门动气说，以两肾之间的动气为命门，此后赵献可、张景岳等人虽不谈动气，但亦将命门的位置定于两肾之间，随之三大命门学说的出现，两肾之间为命门也成为命门位置理论的主流。以上三种理论中，前两说之命门为肾藏或肾藏的一部分，故命门是有形之藏，而第三说以两肾之间为命门，则命门乃有位而无形，具有超越五藏之上的先天性质。

关于命门的性质，有主火、水火共主、非水非火等多种不同理论。但对其主要功能的认识还是比较一致的：首先，命门乃人体生命之源，由禀受于父母先天之精所产生的先天元气藏于命门中，具有化生五藏，促进人体生长发育的作用；其次，命门乃人体十二藏府之"真君真主"，对后天之五藏六府的统摄与调控作用，具有超越于五藏之上的主宰地位；其三，命门作为人身之太极，其中所藏之元气化生为先天之真阴、真阳，因而命门是人身阴阳之根本与枢纽所在。明代中期以后，命门的概念逐渐与肾藏中所藏的真阴真阳相互融合，从而肾中真阴真阳成为命门的外在表现形式。

（四）三焦

三焦作为六府之一，在五行藏象理论体系中的主要作用是通调水道与主持诸气；而在太极阴阳藏象理论体系内，三焦的作用被进一步强化，而被赋予了"通行元气"与"产生相火"的新功能。三焦通行元气的功能最早出现在《难经》中，这一理论在金元时期则得到进一步的发展。三焦是元气散布之所，三焦气机调畅，是五藏六府安和的必要条件，借助元气作为人体的生命之源的地位，使三焦也获得某种超出其他藏府的特殊性。三焦"产生相火"的功能则是随着命门学说的发展而出现的，三焦被认为是与命门相表里，三焦相火与命门君火相对，成为维持人体生命活动的原动力之一。

三、先天与后天的区分

对先天与后天的区分是太极阴阳藏象不同于五行藏象的根本区别。宋明理学在宇宙和世界本源问题执着的探索，也对藏象学的发展产生不可忽视的影响。尤其是明代之后的医家们，在理学思想的影响下，也开始了对人体生命本源的追问，从而产生了人体之先天的概念。

后天是与先天相对而言的，在中医学的理论中，后天与先天是以婴儿出生为界线的。"先天"是指禀受于父母的"两神相搏"之精，以及由先天之精化生的先天之气，是由遗传而来，为人体生命的本原。其在个体生命过程中，先身而生，是后天藏府形成及人体生长发育的动力。

人体之先天与后天的区分也有三个不同层次：首先，在构成人体的生命物质上，先天元气与后天水谷之气相对应；其次，在人体藏府的层次上，先天之命门与后天之五藏六府相对应；第三，在人体五藏之中，"肾为先天之本"与"脾为后天之本"相对应。

肾为先天之本，是指肾的功能是决定人体先天禀赋强弱、生长发育迟速、藏府功能盛衰的根本。"脾为后天之本"源自其为"气血生化之源"的理论，是指脾为人体出生之后维持人体生长发育及各藏府生理功能的根本。人的生长发育以先天为动力，但必须以后天水谷精微为资助，因此肾（命门）、脾两藏在人体生命活动中具有核心枢纽的作用。脾主运化，能够将饮食物进行消化吸收，进而化生水谷精微。因此，三个不同层次的内容是相互联系、密不可分的，"先天之本"与"后天之本"的划分，既指肾与脾，也是肾中所藏的元气与脾藏运化的水谷精气的代称；同时，也代表了与肾气相通的命门，以及受脾胃滋养的五藏六府间的关系。

第三节　其他不成系统的、孤立的藏象理论

除以上两大体系外，还有一些藏象理论，由于其相互之间的内容关联度较小，不具有理论的普适性，仅可用于某一特定的场合或仅有某一单一的用途，故这类理论只能认定为孤立的理论，是不成系统的。

膏肓学说：此说由来已久，《左传》中就有记载，《内经》中有大量关于"膏肓"与"募原"的记载。"膏"与"肓"应当指的是人体内的组织或器官，大体都在胃肠之间的位置，与脐部相近，对比现代解剖学，很可能指的是腹腔内的网膜组织，或是胰腺。然而，值得注意的是，"膏肓"所代指的只是病变的部位，而忽略了其功能。

四海学说：出自《内经》，以脑为髓海，冲脉为血海，膻中为气海，脾胃为水谷之海。后世也有将肝称为血海者，还有将胃及其配属的阳明脉称作"五藏六府之海"者。其内容较为庞杂，缺乏系统性，大多已被整合在五藏理论之内了。

膜原说：由明代医家吴有性提出，他认为入侵人体的杂气主要是潜伏在膜原而发病，提出"邪伏膜原"之说，"膜原"所在为"内不在藏府，外不在经络，舍于伏膂之间，去表不远，附近于胃，乃表里三分界，是为半表半里"，此乃吴氏依据温疫初期的证候群，用以说明其病变部位的一种方法，即在半表半里的分界之处。其理论明显受到《内经》"募原"概念的启发。

"卫气营血"与"三焦"辨证：是由清代温病学派提出的新辨

证方法，虽然并非藏象理论，但也代表了对人体结构的一种新认识，其主要特征是将人体从上至下或由外到内分为若干不同的层次，外邪引起的疾病渐次而入。其中，肺藏位于最上一层，外邪入侵往往均由肺而入，在温病辨证过程中有特别的意义。

脑髓说：始于明代医家李时珍"脑为元神之府"的理论，清代医家王清任有"脑髓说"专论，他批判自古以来"灵机发于心"的论断，认为脑主记忆，并从大脑发育与五官功能的关系上阐明了脑主五官感知和语言的功能，提出"灵机在脑"的观点。此说在很大程度上是受到了西方医学大脑理论的影响。

第四章　"象"的观念与藏象学

"象"的观念是中国传统文化中最为本质的属性，是形成中国传统思维方式的基础与核心，因而，在古代，一切具有中国原创性的思想与知识都不可避免地运用到"象"的观念与思维方式。

第一节　"象"的观念与"象"思维

思维，是指人们对于事物的本质和事物间规律性的联系的理性认识过程，是人脑对客观事物能动的、间接的和概括的反映。思维是人类特有的一种精神活动。观念，则是指人们在长期的生活和生产实践当中形成的对事物的总体的综合的认识的集合体。观念是人的思维活动固化在脑海中的结果，它一方面反映了人们从自身的理解与需求出发，对事物不同属性的认知与解释；另一方面，也是决定人们生产实践与生活方式的基本原则。

思维是西方哲学中常用的概念，在通常情况下是专指逻辑思维的，即在概念的基础上进行分析、综合、判断、推理等认识活动的过程。然而，当我们回归到中国传统哲学以及中医学的环境中，中国（医）原创思维方式显然与源自西方的概念思维有着非常大的区别，它并不以被严格定义的概念作为思维的基础，而是将对"象"的概括作为思维活动的起点。故"象"思维，即指以"象"作为基本单元的思维活动。

第二节　东西方文明差异与"象"观念的起源

"象"观念的起源可追溯到蒙昧时期对天象的认识。早在六千多年前，中国的先民们就已经建立起以"四象"为基础的天文学知识体系，并在观察"四象"更替的基础上建立起最早的用于指导农业生产的天文历法知识。在殷商时期，"象"又指龟卜时龟甲上裂开的纹路，古人认为龟卜之"象"与实际发生的事物之间具有某种神秘的联系，从而建立了占卜预测的方法。此后，在春秋战国时期，"象"的概念逐步发展为与事物具体实在的"形"相对，成为用象征来对事物进行抽象把握的一种认知方法。《周易·系辞》曰："在天成象，在地成形，变化见矣。"又曰："圣人设卦观象，系辞焉而明吉凶，刚柔相推而生变化。"由此，则"象"的观念与"观象"的方法也逐渐成为中国古代思想与学术的基础方法之一。

"象"观念是中国传统文化中所独有的观念，在西方文明中是找不到与之类似的东西的，因此，以"象"观念为核心建立起来的中国原创思维方式，也是完全不同于西方的逻辑思维的。要想深刻地理解这一差别，就必须要从东西方文明创生期谈起。

众所周知，中国文明是典型的农耕文明。著名社会学家费孝通在其《乡土中国》一书是这样形容中国传统社会环境的："乡土社会在地方性的限制下成了生于斯、死于斯的社会；假如在一个村子里的人都是这样的话，在人和人的关系上也就发生了一种特色，每个孩子都是在人家眼中看着长大的，在孩子眼里，周围的人也是从小就看惯的，这是一个熟悉的社会，没有陌生人的社会；熟悉，是在时间上、从多方面、经常的接触中所发生的亲密的感觉。"

如果说中医学是深深地根植于中国传统文化当中，则西医学同样也离不开西方文化的滋润。由于希腊特殊的地理条件，使得希腊文明从其诞生之初，就属于商业文明。与农耕文明一成不变的定居生活不同，航海的商业文明始终还要和各种各样的陌生人来打交道的。此后，虽然罗马帝国的崩溃使得西方文明在相当长的一段时间内处于黑暗的中世纪封建社会当中，但文艺复兴以及随之而来的工业革命，使得社会始终处于开放而流动的环境中。

相对来讲，群体愈大，包括的人所拥有的经验愈繁杂，而为多数人所认知的共同经验就越简单，人与人之间的相互交流就变得越发困难。由此语言作为人与人交流的中介就显得格外重要。形式逻辑起源于古希腊对语言学的探索，是将人类的思维剥除了表层的实际意义以后，所呈现出的构成人类思维基础的规则，无疑拥有最广泛的普适性与确定性，因而成为了现代科学的基础与保证。而概念、判断、推理是形式逻辑的三大基本要素，对概念的严格定义，则是逻辑思维的基础和原点。

而中国则不同，由于中国传统社会属于最典型意义的农耕社会，加上地理条件的限制，几千年来，生活在这片大地上的几乎所有人都是同根同种，都有着相似的文化基因与生活经验，并不存在完全陌生或异质的文明。因此，在中华这片大地上，相互之间的理解交流不存在障碍的，在不存在交流隔阂的环境下，不需要严密的形式逻辑作为认识的起点，逻辑的优点就显得可有可无了。在古代中国不是没有出现过对逻辑学的探讨，如名家与墨辩，然而却始终难以成为学术主流的关注对象。形式逻辑在古代中国的不发达并不是偶然的，因为在中国传统社会中，并不需要形式逻辑对语言确定性的保证作用。然而，中国的语言与中国的学术虽然由于不以形式逻辑与概念为支撑，而迥异于西方，但也并非随意为之，而是使用了另一套完全不同的系统与标准，这就是我们称之为"象"的观念与思维方式。

与逻辑学起源于对语言的研究不同，"象"的观念与思维方式则源于人与人之间对视觉经验的传递。由于中国传统农耕社会的相对封闭性，生活在中国传统社会，人与人之间都有着高度重合的共同经验，相互之间的理解交流不存在障碍与隔阂，而只需随意的指代就可使对方明了所需表达的确切内涵。因此，在这样的环境下，被严格定义的概念就显得复杂而不必要。由于双方有着彼此高度重合的共同经验，而这类共同经验，往往并不依赖严格的概念定义与语言逻辑的限定，而是通过指代和意会的方式来实现相互理解与交流的。这些共同经验经过抽象的系统化总结，固化在文化传承中，即成为了"象"。

第三节 "象"的概念内涵与性质

"象"是中国文化中所特有的概念,不同于西方哲学中的现象(phenomenon)和象征(symbolize)等概念,其内涵要更广泛深刻的多。《管子·七法》曰:"义也、名也、时也、似也、类也、比也、状也,谓之象。"这正说明了"象"这一概念的复杂多样性。在中国传统思维中,"象"的概念具有四种不同层次的涵义。

第一个层次,"象"具有摹拟的涵义,《周易·系辞》曰:"象也者,像也。"即抽象的"象"与具体的事务之间一定要在某些方面具有相似性,以《易》为例,以一长横"—"代表阳,以两短横"– –"代表阴,这是古人对自然界阴阳现象的一种模拟。进一步引申,三阳为乾(☰),是模拟了天的广阔无垠;三阴为坤(☷),是模拟大地被河流沟谷阻断。

第二个层次,"象"是某种抽象的象征。这一点是与"形"相对而言的。"形"是指各种具体事物所呈现出来的形象,在某种程度上也代表着事物本身。而"象"则不同,"象"是从一类事物的共同体特性中抽象出来的典型代表,故《周易·系辞》曰:"拟诸其形容,象其物宜,是故谓之象。"如五行或八卦中的水、火,并不是自然界中真实的水、火,而是从以水、火为代表的一系列事物中抽提出来的共同特性,而以水、火作为其象征。

第三个层次,"象"具有"比类"的涵义。"取象比类"与"取类比象"是中国古代学者所常用的重要方法,也是中国古代认识论的基础与核心。《周易·系辞》曰:"方以类聚,物以群分。"而这"类聚"与"群分"的标准,则正是其所共有的"象",如《周易·说卦》曰:"乾为天、为圜、为君、为父、为玉、为金……"即天、圜、君、父、玉、金等诸多事物都具有乾卦之"象",在古人看来,这些事物虽各不相同,但在某些方面却有着相同的特征,故而在某种特定的情况下可以把这些事物都归在同一类中。

第四个层次,"象"是事物某种本质内涵属性的体现。《周易·系辞》曰："在天成象，在地成形，变化见矣。"又曰："天地变化，圣人效之。天垂象，见吉凶，圣人象之。"在古人的心目中，"象"的变化同样代表了天地万物本身的变化，或者更准确地说，每一种"象"的背后，都隐含着一套天地变化的公式。因此，古人将对天地万物的认识，抽象简化为对"象"的把握与推演，从而使"象"发展成为了中国古代认知方法的基础与核心。

"象"，作为中国古代思维方法的基础与核心，具有以下四个方面的性质和一个有别于其他思维方法的特性：

首先，"象"具有抽象性。顾名思义，"抽象"这个词就是从具体事物中抽提出"象"的意思。虽然"象"本身大多来源于现实中存在的事物，也沿用了其原有的名称，如"水""火"等。但当这些我们日常所熟悉的事物作为"象"的观念而固化在我们的头脑中的时候，这些"水"或"火"就不再是现实中存在的水、火，而是以"水"或"火"为代表的一系列特点与属性的高度提炼与概括。因此"象"本身是高度抽象的。

其次，"象"具有很强的系统性。"象"并不是孤立的，由于其具有"比类"的性质，那么"象"的观念就必然是一个系统思维的产物。《周易·系辞》曰："圣人立象以尽意。"又曰："圣人有以见天下之赜，而拟诸其形容，象其物宜，是故谓之象。"都说明"象"在古人心目中并非对单一事物的某种现象或象征的描述，而是把"象"当作一种着眼于天地万物的认知与思维方法来运用的，是用来解释整个天地宇宙的系统性方法。这从古人常用的几种"象"也可以看出，如阴阳、五行、八卦等，都是具有很强的系统性，而且均构成完整的理论体系。

第三，绝大多数的"象"都在一定程度上具有普适性与全息性。如"阴阳"之象，万事万物皆可分阴阳，而阴阳之中又可再分阴阳。无论是天文、地理、山川、树木、人体、社会……所有的一切都是具有阴阳属性的。以时间为例，从全年讲冬为阴夏为阳，具体到某一天又可分夜为阴昼为阳，因而冬昼与冬夜即为阴中之阳与阴中之阴，这是阴阳的无限可分性。其他"象"的系统，如五行、八卦等也均莫不如此。在此基础上，"象"还具有着全息性，即在某一具体事物或局部都可以体现出天地万物之"象"的属性，如古人曰："察一叶而知天下秋。"这一观念推广到人体上，就是人可以反映天地万物的变化，即"天人相应"的观念。

最后，不同的"象"及"象"系统之间具有很高的相容性。天地万物由于从不同的角度来看待，会表现出多种不同的属性，因而也就可以被归纳总结为多个不同的"象"或"象"系统，但这些"象"都同样是事物的真实属性，相互之间是相容而互不冲突的，并可在更高层次上相互结合而构成新的"象"体系。如阴阳与五行可相互结合而构成阴阳五行体系。正是由于"象"这一性质的存在，使得中医各家学说成为可能，基于对不同的"象"的认识与理解而建立的各家理论，彼此之间其实并不矛盾，医生在临床运用时可以在头脑中灵活转换而选择最恰当的治疗方案。

"象"的观念与思维方法，除了以上四个性质之外，比较逻辑学，还具有非常鲜明的视觉特性。逻辑学最初源于对语言的研究，仍保持着听觉的线性特点。而"象"的观念则不同，是从视觉经验引申发展而来的。这一点对于我们理解"象"的观念非常重要，也是"象"的思维方法与其他方法本质的区别。视觉经验所包含的信息无疑要远大于以语言为代表的听觉经验，也更加复杂。因此"象"作为传播视觉经验的手段，远较语言与逻辑难于理解和传播，故我们常用的逻辑分析等方法都远远不足以理解"象"中所包含的信息，需要对其进行长期的仔细揣摩与综合体验，在实践中将自己所经历的各种视觉经验与前人所描述的"象"进行比对，直至彼此相互重合而心中有所感悟，这就是我们所常说的直觉与顿悟的方法。

第四节 "取象比类"的认知方法

古人对"象"的运用首先是建立在"取象比类"的认知方法上。《周易·系辞》曰："古者包羲氏之王天下也，仰则观象于天，俯则观法于地，观鸟兽之文，与地之宜，近取诸身，远取诸物，于是始作八卦，以通神明之德，以类万物之情。"不同于西方执著于原因与结果的形式逻辑方法，中国古代先民们认为现象与本质有着统一的属性，故"有诸内必形诸外"，是以借助"拟诸其形容，象其物宜"的方法，依据"易则易知，简则易从"的原则，将天地万物的普遍特征与根本规律抽象成简约的"象"，即以象征的方法来代表或区分不同事物的现象或本质，即《易传·系辞》所说的"象也者，效此者也"。由此，"象"的观念成为中国学术的理论基础与本质特征，与形式逻辑的方法相比较，"象"的方法在牺牲了确定性的同时却在最大程度上获得了思想的开放性与普适性，而实践经验的验证则成为"象"真伪取舍的根本基准。

"取象比类"的认知方法包括"取象比类"与"取类比象"两个步骤。首先是"取象比类"，即从众多单独的、个别的事物中抽提出能够代表各自本质属性的"象"，而后进行相互比较而聚类，即建立"象系统"，并通过"象系统"将各自不同的事物联系在一起。"取类比象"则是在已经建立了"象系统"的情况下，通过对"象系统"的认识而推测可被纳入系统之中的陌生事物所可能具有的本质属性。

"天人相应"的观念是对"取象比类"方法的系统总结，即将所有从天地万物中抽提出来的"象"均统一在同一个系统之内，从而建立起万事万物之间的普遍联系。由此，也形成了中医学重视整体观念的特点。这一思想虽是由西汉董仲舒正式提出，但实际早在殷周时代就已成为思想界的普遍共识，并据此理念总结出从天地万物中抽提"象"的两套具体方法，即"阴阳"与"五行"的思想。而"阴阳"与"五行"也就成为中国古代传统文化中最大的两种"象"，也成为了奠定中医学理论体系的最根本的基础之一。

"取象比类"与西方逻辑分析的方法是有本质区别的。逻辑学最早出于亚里士多德的"三段论"，是靠严密的逻辑推理来保证其正确性。然而，由于三段论的演绎方法本身是不产生新知识的，新知识必须通过归纳法从众多繁杂的经验中总结，因而归纳法与演绎法之间实际上是存在着巨大的裂缝的。因此，在逻辑学保证了知识的确定性的同时，更多的有用或无用的经验都被漏过。这就像我们在沙滩上捡拾贝壳，能够拿到手中的只不过是摆在表面上触手可及的那几个而已，大量埋藏在沙子下面的贝壳都被漏过了。"取象比类"的方法则不同。"取象比类"的方法是从每一个个别事物中寻找出"象"，而后归类，以类比的方法来推测事物可能具有的属性。这与逻辑分析相比较，是以牺牲知识的确定性为代价，来获得更大的开放性来保留更多的实践经验。这就如同使用筛沙子的方法来获取贝壳，这肯定会比单纯用手捡拾获得更多的贝壳，但也可能保留下很多石头。

"取象比类"方法导致知识确定性的丧失当然是个很严重的问题，但我们的祖先并不是对此置之不理，而是通过实践检验来达到去伪存真的目的。在中医学发展的过程中，每当有医家提出新的理论，一定会有大量的医生在自己的临床实践中实际运用，或成功或不成功，成功的经验被保留下来越传越广，不成功的则很快被束之高阁乃至被历史遗忘。这一过程就如大浪淘沙，几千年下来逐步积累，才形成博大精深的中医学理论体系。

第五节 "象"的观念与藏象学

"藏象"的概念首见于《内经》。《素问·六节藏象论》曰："帝曰：藏象何如？岐伯曰：心者，生之本，神之变也，其华在面，其充在血脉……""藏"指藏于体内的内脏，包括"五藏""六府"以及其他脏器；"象"，则是表现于外的生理与病理现象，王冰注云："象，谓所见于外，可阅者也。"张景岳释之曰："象，形象也，藏居于内，形见于外，故曰藏象。"（《类经·藏象类》）因此，人体外部表象的变化也一定可以客观地反映体内藏府的机能变化，从而可以作为推断藏府病变的依据，故《灵枢·本神》曰："视其外应，以知其内藏，则知其所病矣。"

对比中西医学对生理功能的描述，我们发现两者在组织结构与内容形式上均有很大的不同。两者都是以实践经验的总结为基础的，西医是严格地遵守器官的结构与功能一一对应的原则，以系统的解剖学为基础与出发点来认识与丰富其生理学的内容；中医则是首先参照阴阳五行学说建立了藏府体系框架，然后将实践经验中总结出生理功能有关的内容，提炼并改造为适合藏象学的理论形式，然后按照理论的来源、特征与形式的不同，分门别类依次填充到既有的藏府框架当中去。藏府框架是先验决定的，生理功能来源于后天经验，两者必然存在着巨大的差别与矛盾，因而必须要有一个连通两者的中介，这个中介就是"象"。

"象"在中国古人思想观念中占有非常重要的地位，是中国传统思维的基础与核心。"有诸内，必形于外"是古人普遍认同的观念，内在藏府的生理活动与病理变化一定会在人体外部有所反映，即为藏象。在藏象学理论体系的构建过程中，先天的框架与后天的经验均被抽象为"象"的形式，再经思辨方法的改造，两者的差别很轻易地就被弥合了，一个完整而精巧的藏象学理论框架就此被创建出来。在体系中，"象"成为理论的中心，解剖实体的"藏"被彻底地边缘化，而经实践经验总结的人体功能则被转换了形式后隐藏在后台，在临床应用时，"象"被重新还原为病机、证候与治则等可供实用理论形式，进而实现其临床的指导作用。

总的来讲，由于中国古代缺少形式逻辑的传统，因而中医学的理论形式实际上更接近于西方科学中所谓的"唯象理论"，即力图最大限度地与现象相拟合，而并不特别深究对理论的解释，因为"象"的本身即为真理。近代以来，人们研究藏象学时，多认为"藏象"的内容包括"藏"与"象"两个层次，这实际在某种程度上是对古人的误解。在古人的思想中，内藏的"藏"与外显的"象"实为一体，并无分别。人们在谈论"藏府"之时，其实既非指深藏体内的解剖脏器，也非指显露于外的各种表象，而是由两者抽象而出的，更高层的"象"。

藏象学之"象"并非指单纯的现象，而是包含了现象、意象与法象三个层次的内容。现象，即表露在外可以观察之"象"；意象，是人脑中意向所指之"象"；法象，则是指可供效法而成为标准的"象"。举例说明，如一支铅笔，当我们看到这支铅笔的时候，即是铅笔展现在我们面前的"现象"；倘使我们没有看到铅笔，而是在脑中想象铅笔的形象，就是"意象"；而若我们本不知铅笔应当的形象，而是看到了某一支铅笔的"现象"，此"现象"

就是可以代表所有铅笔形象的"法象"。在藏象学的理论中，现象、意象与法象三者是同时存在的，多数情况下藏象理论是三者兼具的。举肾主纳气理论为例，当我们在临床上看到呼吸浅表、动辄气喘的病人时，我们看到的是肾不纳气的"现象"，而当我们思考患者症状，并确定是由于肾主纳气功能的失常引起，则即是"意象"，而同时这一病人又将成为此后所有肾不纳气患者的"法象"。

综上所述可见，与建立在科学实验基础上的西医生理学不同，中医的藏象学理论，除了是古人对人体的认识，其中更包含有某种方法或工具的意味，一方面将临床实践得来的经验与知识系统总结，使之规范化、体系化；另一方面也以"象"作为工具，借以将自身对于医学的经验与体悟传达给后世医家。藏象学的这种作用类似于指月亮的手指一般，看到月亮是我们最终的目标，但没有看到月亮时，我们还是必须依赖手指的指引。藏象理论，正是指向中医临床的一个手指，在中医学的传承与发展中，起着不可替代的关键作用。

第五章　藏象学与中医健康观

中医藏象学其不仅仅是对人体结构及其生理现象做出一定的说明，同时也体现了中医对人类生命与健康观念的认识，并隐含了对人体健康标准的界定。因此，加深对中医学健康观的认识，对于我们更加深刻地理解中医藏象学的内涵至关重要。

第一节　中医学对健康观的认识

每当我们谈到"健康观"概念的时候，总是习惯于引用世界卫生组织（WHO）在其1948年的组织法对"健康"概念作出的解释："健康是整个身体、精神和社会生活的完满状态，而不仅仅是没有疾病和体弱。"这种健康观体现了人对生命存在状态的追求、信念，以及人对自身生命存在的直接观照，是一种"理想化"终极目标。

然而，这种对健康的认识只是一种理想的状态。但是仍然以实验检查和特殊检查等指标为诊断基础的西医学，已经逐渐认识到了这种健康观在临床实践中的局限性。世界卫生组织的一项全球调查结果显示，真正符合世界卫生组织健康定义、达到健康标准的人群只占5%，除了约20%找医生诊病的病人外，75%的人都处在介于健康和患病之间的一种状态，即人的身体功能虽无明显或明确的疾病表现，但却表现出活力降低、生理功能和代谢功能低下、对外界适应能力呈不同程度减退的生存状态。这也就是我们经常提及的"亚健康"。亚健康既非健康，也非疾病，在现有的疾病－生物医学模式下是难以解决的问题，现代医学在亚健康领域的研究几乎还是一片荒漠。理想与现实的落差，过高目标与有限手段间的矛盾都促使我们必须寻找更有力的理论武器。

比较而言，中医学对健康观的理解要比现代医学的认识丰富得多，也更加贴近临床实践的需求。而且，与西医的生物疾病医学模式相比较，中医所遵循的是人类健康医学模式，这是中国传统文化中人本主义思想在医学领域的集中体现。与西医学的健康观与疾病观相分离不同，中医学的健康观是在中医学中最为重要的核心观念之一，中医学理论的主要内容，从病因、病机，到诊法、辨证，再到养生防治，甚至于藏象理论等等，几乎都是围绕着中医学对健康观念的认识而次第展开的。因此，可以说整个中医学的理论体系就是在对人类健康的深刻理解的基础上建立起来的。

WHO 对健康概念的定义是一种静态的观念，我们很容易发现在这个定义中仍然留有柏拉图"理念论"的痕迹。当我们描述一个人的健康是"整个身体、精神和社会生活的完满状态"时，很明显，我们首先预设了一个完全"健康人"的理念，而这个理想中的"健康人"则是在身体、精神和社会生活三个方面都处于"完满状态"中。这是一个理想中的模型，在现实中并不存在，而现实中一切健康的人都是这个理想中的"健康人"的模仿与再现，与这个抽象的"健康人"的理念相似程度越高，那么我们就认为这个人更加健康。

然而，不同于现代医学追求人体"身体、精神和社会生活"三个方面都要达到静态的"完满状态"，中医学很少关心什么是人体理想化的健康模型，而是更加重视如何达到人体自身及人与自然间的和谐统一。中医理论认为，人体是一个处于动态平衡状态的有机的整体，表现在阴阳方面是互根互化、消长平衡，表现在藏府之间是相生相克、相互制约，表现在人与外界的关系方面则是天人相应等等。在人与自然环境相适应的过程中，虽然在不同的时间与环境下，人体的生命现象与生命活动可能会表现出生、长、壮、老、已等一定的高低起伏变化，但只要时刻保持着机体内部及其内外环境的相对平衡与协调，机体就能够达到应有的健康状态，即"阴平阳秘，精神乃治"。否则就会出现疾病乃至死亡，"阴阳离决，精气乃绝"。

与现代医学健康观中难以企及的"完满"状态不同，中医学健康观所强调的"平衡"状态则是现实中实际存在的，大多数人经过一定的调整与治疗后，都是可以恢复健康的。因此，如何调整人体以达到必需的平衡与和谐状态，即"以平为期"成为了中医学的根本治疗总则。如《素问·三部九候论》曰："必先度其形之肥瘦，以调其气之虚实，实则泻之，虚则补之。必先去其血脉而后调之，无问其病，以平为期。"在"以平为期"的治疗总则前还要突出强调"无问其病"，由此可见，与力图消除病因的西医学不同，中医学对人体自身健康的目标指向是决定中医诊断与治疗的核心观念。这也是中医学人类健康医学模式最主要的内涵。

第二节　中医健康观在藏象学理论构建中的作用

藏象学是中医学理论体系的基础与核心，也是中医学中最高度抽象与综合的理论。与注重解剖与实验的西医学不同，以"象"思维为代表的中国（中医）原创思维方式，决定了中国先民对于人体结构及其生理现象的认识，一定是从对人自身外在表现的系统观察入手。因此，医家是无法直接获得藏象学知识的，其最初所积累的原始经验，主要表现为病机学、证候学、治则学、方药学等内容，在哲学知识经过系统整合后，再纳入到事先设计好的哲学框架当中，才形成了中医学的藏象学理论。

由此可知，中医学对于正常人体的藏象学知识，实际上主要包括两方面的内容：首先，其中很大一部分内容是对既有哲学框架的比附，这主要是关于人体与藏府阴阳五行归类。如何看待这些内容历来是存在争议的，尤其是到近代西方科学传入之后，很多学者极力主张在医学中排除传统哲学的因素，其直接针对的靶子，往往就以这部分内容为代表。然而，我们必须认识到这部分内容同样是有长期积累的系统观察与实践经验作为基础的。中医藏象学与西医生理学不同，它并不是严格地根据逻辑思维因果关系建立起来的，其本质上是一种依据"象"思维的原则，对人体自身的生命现象系统总结的一种分类方法，因此，当《素问·阴阳应象大论》中说"风生木，木生酸，酸生肝"时，并非真的是风、木、酸与人体内的肝脏会发生什么实质性的联系，这更多的是一种理论的需要。但是，这其中仍然包含着大量的原始医学经验的积累，如"风伤筋""酸伤筋"等。此处所说的"风"与"酸"并非仅指自然界的大气流动与醋的味道，而更多的是经过医学重新定义，使之与医学经验相匹配，成为藏府功能与特性的一部分，从而最终用于指导临床实践。

另一部分内容则是对藏府功能与特性的描述，这是中医藏象学的主体内容，由中医学独特的思维方式所决定。这一部分藏象学的知识，并不是来源于对人体的直接观察，而是往往需要通过病理状态下的变化而反推得出，如《素问·玉机真藏论》说："善者不可得见，恶者可见。"因此，这一部分藏象学知识，其绝大部分内容实际上可以看做是对于人类疾病与健康现象的一种理论解释模式。如当我们要描述肝藏血与脾统血的功能时，往往必须借助对肝不藏血与脾不统血病理状态的说明来实现。因此，我们发现在中医学的理论中，藏象、病机、证候与治则四者在实质上是具有内在联系而相互贯通的，以肝为例："肝主风"是藏象学理论，在病机则表现为"诸风掉眩，皆属于肝"，在证候中则称"肝风内动证"，治则则需要"平肝息风"，四者同时构成了一个从理论到临床、从疾病到治疗的完整的辨证施治过程，从广义上讲整个中医学理论，就是针对所有疾病的解释模型与干预方法的集合。其理论的出发点是人类所罹患的各种疾病，而其指向的目标终点，则是达到人体自身平衡及人与自然间的和谐统一，即健康状态。因此，藏象学本身就隐含了对人体健康标准的界定，同时也体现了中医学对人类生命与健康观念的认识。

第三节　中医健康观在藏象学中的体现

中医学认为，人类的健康，实际上指的是达到人体自身平衡及人与自然间和谐统一的过程，主要包括形神合一、正气为本、动态平衡与顺应自然四个方面的内容，而中医藏象学理论体系的确立，则是隐含着对人体健康标准的界定。

一、形神合一

形指形体，即人有形的身体，包括五藏六府、筋脉骨骼、肌肉皮毛、五官九窍等生理组织器官。而神的概念则颇为复杂，有很多种解释，但当我们探讨中医对"健康"的认识时，这里与"形"相对的神，通常是指思维意识、聪明智慧、情绪心理等精神活动，而在更广义上则是指人体的各种功能及生命现象的综合表现。

中医认为，人是形神相依、心身相关的统一体，形与神二者相互依附，不可分割。形为神之宅，神乃形之主，无形则神无以生，无神则形无以活。故《灵枢·天年》中有"神气舍心，魂魄毕具，乃成为人"的说法。因此，中医学认为健康是建立在形神二者和谐统一的基础上的。正如《素问·上古天真论》中所说："故能形与神俱，而尽终其天年，度百岁乃去。"而当出现不平衡时，主要是指"神"，即精神意识活动出现问题时，同样会造成形体的虚弱甚至死亡，故有"得神者昌，失神者亡"、"神转不回，回则不转"等说法。同样，人之衰老亦是形与神离的结果："百岁，五藏皆虚，神气皆去，形骸独居而终矣。"（《灵枢·天年》）

在藏象学中，形神合一的观念首先体现在对"心主神明"这一功能的认识上。心主神明，是指心统帅全身藏府、经络、形体、官窍的生理活动和主司精神、意识、思维、情感活动及性格倾向等。《素问·灵兰秘典论》云："心者，五藏六府之大主也，精神之所舍也。"心所藏之神，既是主宰人体生命活动的广义之神，又包括精神意识思维情志等狭义之神。

在《内经》中"神"不仅是人的一般思维意识与精神状态的概括，更是人体不可或缺的一个重要功能，"神"的活动是在心藏中完成的，故有"心藏神"之说。《素问·灵兰秘典论》云："心者，君主之官，神明出焉。""主明则下安……主不明则十二官危。"正是因为心藏是"神"的居所，心也由此获得了"五藏六府之大主"的地位，而神志昌明则直接决定五藏六府生理功能的正常发挥，也是人类保持健康的关键所在。这一思想早在先秦时代就已出现了萌芽，在《内经》中则正式引入了"神"的概念，将此思想系统化、理论化，为心凌驾于其余四藏之上找到了最终的理论依据。

在心藏神的基础上，进一步推而广之，将"神"的功能细分为"神、魂、魄、意、志"五个组成部分，并将之与五藏理论相结合，这就构成了中医学的"五藏藏神"理论，即心藏神，肝藏魂，肺藏魄，脾藏意，肾藏志。

心藏神：《灵枢・本神》曰："生之来谓之精，两精相搏谓之神。"男女交媾，"两精相搏"，这意味着将有一个新生命的诞生，因此，"神"即为生命活动的综合体现。而所谓"心藏神"，通常认为，当指精神心理活动之统称或总括，正如张介宾《类经・藏象类》所云："神之为义有二：分言之，则阳神曰魂，阴神曰魄，以及意志思虑之类皆神也；合言之，则神藏于心，而凡情志之属，惟心所统，是为吾身之全神也。"这实际上与心主神明的含义相类似。

肝藏魂、肺藏魄：魂与魄是相互关联的一对概念，都属于"神"的重要组成部分。中医学认为，"魂"与"魄"可以以形气阴阳动静来区分，则魂阳而魄阴，魂动而魄静，魂气而魄形。故《灵枢・本神》曰："随神往来者谓之魂，并精而出入者谓之魄。"说明魄是与身俱来且以形体为基础的；而魂则是建立在神气活动基础上的，是后天逐步发展完善的。通常认为，"魂"是随心神活动所做出的思维意识活动，类似于今人所说的思维、想象、评价、决断和情感、意志等心理活动，但受自觉、主动意识心神的支配；而魄则是指人类感官知觉、对形体的控制及与身俱来的生物本能等。《类经・藏象类》曰："魂之为言，如梦寐恍惚，变幻游行之境，皆是也。""魄之为用，能动能作，痛痒由之而觉也。"若肝藏魂的功能受损，则思维功能就会受到影响，往往会出现"魂不守舍"的现象，即精神不振、神情恍惚，甚至表现为幻境与梦游等症状。而如年老体衰、耳目昏聩、肢体动作异常等状况，皆与"魄"的功能有关。此外，中医学还将魂与人之睡眠联系起来，认为魂安藏则寐，魂不藏则失眠或出现多梦、梦游等现象。

脾藏意：《灵枢・本神》曰："所以任物者谓之心，心有所忆谓之意。"《类经·藏象类》云："一念之生，心有所向，而未定者，曰意。"故"意"为人的思维对一定事物的指向和集中的过程，即注意，而同时也是思维记忆的过程。注意虽然不是独立的心理活动过程，但却是一切心理活动的开端，且伴随人的各种精神心理活动始终，只有当人的精神心理活动集中地指向某一特定事物时，思维活动才能真正地开始；而记忆，则是人思维、想象、意志过程的基础与前提，如果没有记忆，则人的精神始终将是一片空白，思维也就无从谈起。注意与记忆均为人的重要功能，不可或缺。

肾藏志："志"有两解。其一为《灵枢·本神》曰，"意之所存谓之志"，即人的记忆力；其二为《类经·藏象类》曰，"意已决而卓有所立者，曰志"，即指有着明确目标的意向性心理过程，亦即现代心理学所说的动机与意志。"意"与"志"均与记忆有关，但两者还是有所区别的，"意"是思维通过集中注意力记忆事物的过程；而"志"则是"意之所存"，是指记忆的能力与结果，此二者如现代心理学中短期记忆与长期记忆的区别。"志"为人的记忆力或意志，与肾关系密切。肾主骨生髓通于脑，肾精气充盛则脑髓充而精力旺盛，意志坚定，记忆力强；肾精气不足，则精神不振，意志薄弱，健忘。

除了"五藏藏神"的理论外，中医学中"五志"与"七情"之说也与形神合一有关。"五志"指喜、怒、思、忧、恐五种情志的变动。《内经》认为情志的变动和五藏的机能有关，心志为喜，肝志为怒，脾志为思，肺志为忧，肾志为恐。如"五志"再加上"悲"与"惊"两种情绪，就构成了"七情"。形神合一，中医学认为人的情志变化过于剧烈必然会影响到藏府功能的正常，故《素问·阴阳应象大论》曰："怒伤肝""喜伤心""思伤脾""忧伤肺""恐伤肾"。金·刘完素也提出"五志过极皆为热甚"的观点，认为："五藏之志者，怒、喜、悲、思、恐也。若五志过度则劳，劳则伤本藏，凡五志所伤皆热也。"情志活动过度，躁扰阳气，化生火热，而致中风偏枯、惊惑、谵妄、癫狂等。反之，火热亢极，又可扰乱神明，出现神志异常。

二、正气为本

与西方医学的生物疾病医学模式不同，中医学认为，人自身的健康状态不佳与抗病防病能力差才是导致疾病的根本原因。即人体内正气的盛衰才是维持身体健康的关键。如《内经》中多次强调，"正气存内，邪不可干"、"邪之所凑，其气必虚"、"四季脾旺不受邪"等等。这一点与单纯强调对抗疾病的西医学，形成了鲜明的对比。

"正气"是人体机能的总称，通常包括两个层次的认识：在认识论层次上，正气是人体生命活动的动力与源泉，是维持与体现人类生命健康的基础所在；而在临床实践的层次上，正气则往往与病邪相对而言，即指人体自身的抗病防病能力。具体到中医理论中，正气的概念则根据需要又分别以各种不同的形式来体现，如李东垣独重脾胃之气，孙一奎阐发命门动气等，这些都是在正气为本的健康观指导下对中医理论的发展。

正气作为人体抗病防病能力的总称，其在本质上指的是人体内的气、血、津液等构成和维持生命活动的基础，如果任何一项出现不足，都会严重地影响人体的健康。人一出生，就从父母那里得到先天精气，先天精气必须要靠后天的水谷精气来维持。因此，中医理论认为，人体正气的充足与否，无外乎两个方面，即先天禀赋是否充足与后天调养是否得当。

先天精气，禀受于父母先天，先身而生，藏于肾中，又赖后天精气以充养，是维持人体生命活动的基本物质与原动力，主要功能是推动人体的生长和发育，温煦和激发藏府、经络等组织、器官的生理功能。中医藏象学中有多个概念与之相关，如"元气""真阴真阳""肾精"等，其涵义相近，依据各家理论不同，各有侧重，但一般均责之于肾藏或命门，故中医有"肾为先天之本"之说。

先天禀赋决定了人最初的体质状况，根据禀赋的不同，在《内经》中又有阴阳五态人或阴阳二十五人等详细的区分，但总的来讲，在临床实践中，主要是依据肾精是否充足来判断一个人的先天禀赋。先天禀赋不足一证，较多见于小儿，证见体质薄弱，肾气不充的病理现象，如五软、五迟等发育不良之证；如成人有素体虚弱，肾精不足等证。

生、长、壮、老、已是人类生命的自然规律，人从出生经过发育、成长、成熟、衰老以至死亡皆与肾气有关。《素问·上古天真论》分别以女子七岁与男子八岁为计，将人的生命历程分为不同阶段："女子七岁，肾气盛，齿更发长；……七七，任脉虚，太冲脉衰少，天癸竭，地道不通，故形坏而无子也。丈夫八岁，肾气实，发长齿更；……八八，则齿发去。肾者主水，受五藏六府之精而藏之，故五藏盛，乃能泻。今五藏皆衰，筋骨解堕，天癸尽矣。故发鬓白，身体重，行步不正，而无子耳。"人体藏府和精气的盛衰，随着年龄的增长呈现出由盛而衰而竭的规律性变化，人在整个生命过程中，由于肾中精气的盛衰变化，而呈现出生、长、壮、老、已的不同生理状态。所以，对生长发育障碍，如"五软""五迟"等病，补肾是其重要治疗方法之一。补肾填精又是延缓衰老和治疗老年性疾病的重要手段。

后天精气包括饮食物中的营养物质和存在于自然界的清气。因为这类精气是出生之后，从后天获得的，故称后天之精气。其中，通过肺的呼吸运动所吸入的自然界的新鲜空气，又称清气、天气、呼吸之气。而饮食中的营养成分，则通过脾胃运化水谷所生成的，称为水谷精气。

呼吸之气与水谷精气都是人赖以生存的基本要素，而其中中医学尤其重视脾胃的运化功能对水谷精气的摄取。脾胃为气血生化之源，胃司受纳，脾司运化，一纳一运，生化精气。脾升胃降，纳运相得，将饮食化生为能被人体利用的水谷精气，靠脾之转输和散精作用，把水谷精气上输于肺，再由肺通过经脉而布散全身，以滋养藏府，化生气血，维持正常的生命活动。故李中梓说："婴儿既生，一日不再食则饥，七日不食，则肠胃涸绝而死。经云：安谷则昌，绝谷则亡。……胃气一败，百药难施。一有此身，必资谷气。谷入于胃，洒陈于六府而气至，和调于五藏而血生，而人资之以为生也。故曰后天之本在脾。"（《医宗必读·肾为先天本脾为后天本论》）因此，脾胃的运化功能是否正常，对饮食营养的吸收与气血化生有着至关重要的作用，所谓"后天调养"多指调养脾胃而言，故又称"脾为后天之本"。

脾胃为"后天之本"，"气血生化之所源"，故脾胃强弱是决定人之寿夭的重要因素。正如《景岳全书》说："土气为万物之源，胃气为养生之主。胃强则强，胃弱则弱，有胃则生，无胃则死，是以养生家必当以脾胃为先。"李东垣在《脾胃论》一书中阐述"人以脾胃中元气为本"的思想，提出脾胃伤则元气衰，元气衰则人折寿的观点。《脾胃论》曰："真气又名元气，乃先身生之精气，非胃气不能滋。"元气不充，则正气衰弱。东垣指出："内伤脾胃，百病丛生。"正说明脾胃虚衰是生百病的主要原因，故调理脾胃、扶正益气也是预防保健的重要法则，脾胃健旺则是人体健康长寿的基础。

三、动态平衡

每当我们提到中医学的健康观时，最常引用的是《内经》中的一句话："阴平阳秘，精神乃治，阴阳离决，精气乃绝。"其充分体现了中医健康观中动态平衡的思想。

中医学认为，保持人体内环境的动态平衡，是维护健康的关键所在。中医学通过阴阳学说或五行学说建立起人体正常生理活动的理论模型，通过阴阳五行相互依存与制约的和谐统一，而最终达到人体的健康。中医学在这方面的论述非常多，如"孤阴不生，独阳不长"、"虚者补其母，实者泻其子"、"亢则害，承乃治"、"高者抑之，下者举之"……

人体内环境的平衡，从哲学理论基础上主要涉及阴阳与五行两大方面，具体到医学理论，阴阳平衡主要指气、血、寒、热、虚、实等相互间的和谐与统一；五行的平衡，则主要指藏府之间五行生克乘侮关系的平衡与协调。

人体的生命是由于阴阳运动、阴阳气化所产生，阴阳平衡是生命活力的根本。阴阳平衡就是阴阳双方的消长转化保持协调，既不过分也不偏衰，呈现着一种协调的状态。阴阳平衡的实质是阳气与阴精（精、血、津、液）的平衡，也就是人体各种功能与物质的协调。阴阳平衡则人健康、有神；阴阳失衡人就会患病、早衰，甚至死亡。所以养生的宗旨是维系生命的阴阳平衡。

在中医学理论中，阴阳的概念主要涉及三个层次的内容：最上一个层次是人体全身之阴阳，以气与"血"为代表；中间一层是藏府之阴阳，主要是指各藏府内部划分的阴阳属性，最底层，也是最为根本的，是人体的真阴、真阳。

气与血是人体内的两大类基本物质，在人体生命活动中占有重要地位。《寿世保元·血气论》曰："人生之初，具此阴阳，则亦具此血气。所以得全性命者，气与血也。血气者，乃人身之根本乎。气取诸阳，血取诸阴。"气与血都是人身精气所化，相对而言，则气属阳，血属阴，具有互根互用的关系。气与血的虚实盛衰是关系到人体健康的根本所在。气有推动、激发、固摄等作用，是血液生成和运行的动力；血有营养、滋润等作用，是气的化生基础和载体，因而有"气为血之帅，血为气之母"之说。故《血证论·阴阳水火气血论》曰："血循经脉，亦相倚而行。一阴一阳，互相维系，而况运血者即是气，守气者即是血。气为阳，气盛即为火盛。血为阴，血虚即是水虚。一而二，二而一者也。人必深明此理，而后治血理气，调阴和阳，可以左右逢源。"

藏府的阴阳属性，如心阴、心阳、肾阴、肾阳等，实质上就是对各藏府所具有的生理功能作一划分，一般"阴"指的是藏府有形的物质基础，具有消极的、静态的生理功能，而"阳"则是无形的藏府之气，表现出各种积极的、动态的生理功能，两者互根互用，可相互转化，共同维持着藏府生理功能的正常。如以心为例，心阴是构成心的有形物质，其病变多与神志异常有关；而心阳则指心中之阳气，具有温煦及推动血脉运行的功能。心阴是心阳的基础，二者相互为用，共行"君主之官"之职。

由于五藏功能与特性的不同，五藏的阴阳划分实际上并不平均。如心阴、心阳与肾阴、肾阳是较为常见且大体平衡的；肺藏则只有肺阴而并无肺阳之说；脾藏中脾阳很常见，而论及脾阴者极少；肝藏虽肝阴与肝阳均常见，但肝阴之病变全部为虚损状态，而肝阳正好相反，永远只会亢盛。然而，这种不平均恰恰正反映出人体应具有的真实状态，仍然是阴阳平衡的一种体现。在中医学的临床实践中，以藏府阴阳配合盛衰虚实来判断人体健康状态与所患证候，已成为藏府辨证的主流方法，在各种内科疾病的辨证与治疗过程中占有主导性的地位。

真阴、真阳又称元阴、元阳，为先天元气所化之人体阴阳的根本。在中医各家学说中，关于真阴、真阳的理论非常多，归纳起来大致分为三类：第一类是以心阴与肾阳为真阴、真阳，主要用来解释心肾相交理论；第二类则出现在明代命门学说中，认为真阴、真阳乃命门之先天元气所化，先五藏而生，是超越五藏阴阳之上更为根本的存在；第三类则是以肾阴、肾阳来代替先天之真阴、真阳，这种理论出现最晚，但得到了医家的普遍接受，使用范围也最广。

肾阴、肾阳在人体内既相互对立、相互制约，又相互依存、相互为用，共同维持人体"阴平阳秘"的生理状态。由于肾阴、肾阳为人体真阴、真阳，并为各藏府阴阳之根本，因此肾的阴阳失调，不仅出现肾藏本身的病证，而且会影响其他藏府阴阳，出现相应病证。如肾阴亏虚，不能涵养肝阴，可致肝肾阴虚，肝阳上亢，或肝风内动之证；肾阴不足，不能上济心阴，则致心肾阳虚，心火上炎之证；若肾阴亏虚，不能滋养肺阴，则见肺肾阴虚之证。若肾阳不足，不能温煦脾阳，可致脾肾阳虚，而见水湿内生，或水气泛滥；若肾阳虚，不能温煦心阳，则致心肾阳虚之证。反之，其他藏府阴阳亏虚，日久及肾，亦必引起肾的阴阳亏虚。因此，对肾阴与肾阳的调理，是维护人体阴阳动态平衡的关键所在。

除阴阳平衡外，藏府之间的平衡与协调也是非常重要的。中医学认为，心、肝、脾、肺、肾五藏之间在生理功能上有着相互依赖、相互制约的关系。它们之间必须相互协调，才能保证人体的健康状态，否则就会出现各种病证。而各个藏府之间相互关系，主要是由五行生克乘侮关系所决定的。

中医藏象学是以五藏为主体，运用五行理论的组织原则，将六府、五体、五官、九窍、四肢百骸等联系成有机的整体。五行的相生相克关系也同样体现在人体功能活动上，五藏之间相互制约，若某一藏出现病变，五行中的一行太过或不及，则就会使制约超过正常限度，而导致其他藏府的疾病，同样通过对其他藏府的调整也可以起到对病变藏府的调整治疗作用，这一思想在《内经》中则体现为"亢则害，承乃至"及"虚者补其母，实则泻其子"等治疗原则，并在此基础上衍生出"滋水涵木""培土生金""益火补土""金水相生""抑木扶土""佐金平木"等一系列针对某一种证候的特定治法。

藏府之间五行生克关系，是疾病发生与传变的重要规律，而通过对特定藏府的调理，可以截断疾病传变的途径，从而达到"治未病"的目的。张仲景在《金匮要略·藏府经络先后病脉证第一》中曰："夫治未病者，见肝之病，知肝传脾，当先实脾，四季脾旺不受邪，即勿补之。"张仲景在此运用五行生克的观点对《内经》"治未病"理论做出了解释，并依照五行生克的原则给出了具体的治疗方法："补用酸，助用焦苦，益用甘味之药调之。"这正是动态平衡健康观在中医学理论中的具体体现。

人体内环境的平衡，绝不是一成不变的静止状态，而是随着人体生命活动，通过新陈代谢实现着动态调节过程。因此，维持人体内环境的动态平衡，就必须依赖于各个藏府功能，尤其是作为人的生存基础的气、血、津液生成、运行、输布与代谢功能的正常。与之相应，如心主血脉；肺主气，主宣发肃降，通调水道，主治节；脾主运化，主升清，主统血；肝主疏泄，主升发，主藏血；肾主水，主藏精，主纳气；以及胃主通降受纳、小肠分清泌浊、膀胱蒸腾气化等功能，均与调节人体内环境动态平衡有关，任何一点出了问题，都会影响全身的健康。而在中医的临床实践中，对于藏府气机的调节，是保持人体内环境动态平衡，维护人体健康最重要的手段之一。

藏府气机的运动变化，在《内经》中就已非常重视，此后历代医家如李东垣、朱丹溪等也均作出重要的理论贡献，至明清时期最终形成了一个完整的理论模型，即藏府阴阳升降的理论。藏府阴阳升降理论，其实质上就是将藏府、水火、气血等概念，以五行归类与阴阳升降的思想结合在一起，将人体看成为一个动态平衡的有机整体。明清医家论述的藏府升降学说，是五藏之间存在的一种非常重要的关系，主要包括三个相互关联的部分，即脾升胃降、肝升肺降与肾升心降（即"心肾相交"）。

脾升胃降，即"脾以升为用，胃以降为和"，这实际上是利用气机升降的思想对以往含混模糊的脾胃功能作一简明而严格的切割。凡与"升清"有关的部分均归属脾主运化的功能；而与"降浊"有关的部分则一概划归胃主受纳的功能。这一划分既简单明了，又具有极高的临床实用价值。

肝升肺降的理论则源出《内经》"肝生于左，肺藏于右"之说，主要是以五行学说肝木肺金的特性作为其理论基础，将"肝气主升"与"肺主肃降"的生理功能相互联系起来，肝升肺降，相反相成，维持人体气机的调畅，而肝与左，肺与右，则代表着全身阴阳、气血升降之通道。同时，与肝升肺降的理论相对应，肝阳与肺阴，"肝为刚藏"与"肺为娇藏"等，也都充分体现了肝升肺降的性质，而在临床实践中备受重视。

"心肾相交"即肾升心降的理论，首见朱丹溪"心肺之阳降，肝肾之阴升"之说。心居上焦，其性主动，以阳（火）为主；肾位下焦，其性主静，以阴（水）为主。人体在生理上，位于上的心火，下降于肾，以助肾阳，使肾水不寒；而居于下之肾水，则上济于心，以滋心阴，使心火不亢。如此，使心肾协调，故称之为"心肾相交"，或"水火既济"。而其中之"心阴"与"肾阳"又作为"阳中之阴"与"阴中之阳"而成为心肾升降的动力，在心肾相交中起了重要作用。

脾升胃降、肝升肺降与心肾相交三个理论间紧密联系，相互连通，三者结合起来构成了一个完整的藏府升降模型，其中心火肾水分居上下，心火下降，肾水上济，肝肺左升右降，中间以脾升胃降的小循环为枢纽，脾之所以升，肝辅之也，肺气降胃气亦随之降也。三者间既相互独立又紧密联系，共同维持人体各种正常的生理活动。这一理论在临床实践中有着重要的指导价值，对气机的调节已成为中医诊治疾病与调理养生的重要手段。

四、顺应自然

在中医学理论中，人是一个有机的整体，人与环境之间存在着天然而不可分割的联系，即人体自身与自然环境之间有着统一的本原、属性、结构和规律关系，因此"天人合一"也就成了指导中医学理论体系构建的核心观念。基于"天人合一"的观念，中医学在研究人体正常生命活动和疾病变化时，注重从整体上，从自然界的环境变化对人体的影响上来认识。即除了重视人体各藏府、组织、器官之间的联系与功能的平衡外，同样强调人体与外界环境的协调与统一。

中医学深受中国传统文化中天人相应宇宙观的影响，认为人体顺应自然界的变化，顺应四季气候的变化，是达到健康状态的关键所在。由此则发展出"四时五藏阴阳"等藏象理论，运用到临床实践的辨证论治中即是"三因治宜"学说，进一步推广到疾病预测中即是"五运六气"学说等。

天地变化，对人的生产生活影响最巨者，莫过于四季更替。这不仅关系到农业生产，而且对人体健康状态的变化，也同样是一个根本性的决定因素。中国古人很早就意识到了这一点，在将古代哲学中阴阳与五行的观念引入到医学领域的过程，实质上就是关于四季变化对人体健康影响的一种抽象表述。

"四时五藏阴阳"理论是《内经》中藏象学的主体与核心内容。古人认为，人与自然界保持着高度的统一性，因此，古人以四季与五方的结合为基础，依照春生、夏长、秋收、冬藏大思路，将天象、物候等各种思想、知识与技术纳入到统一的阴阳五行理论模型中来，并进一步将阴阳、五行通过四时（加入长夏则为五季）而与五藏结合，从而运用阴阳五行学说将自然界的方位、季节、气候等与人体五藏功能系统密切联系，勾画了一个内外相应的整体藏府模式。

在这一理论中，五藏六府均分属五行，而五行与五季相结合，又使人体的五藏与自然界的天象、物候变化联系在一起，实现了"天"与"人"的完美结合。中医学认为，五行与五季为五藏生理功能与特性的归纳起到了重要的导向作用，并提供了保证其合理性的终极依据，而五藏六府的运动变化规律与天地五行的变化同步，尤其是在四时的变化上表现非常明显，人需要调整自己以顺应自然界的变化，否则就会出现病变，这也是"天人相应"思想在医学上的具体表现。

因此，中医学认为，人体的健康与外界自然环境的变化息息相关，如何顺应环境的变化，特别是顺应四时更替的自然规律是养生的关键所在，这在《内经》中的记载俯拾皆是。如《素问·四气调神大论》曰："逆春气，则少阳不生，肝气内变。逆夏气，则太阳不长，心气内洞。逆秋气，则太阴不收，肺气焦满。逆冬气，则少阴不藏，肾气独沉。"又如《素问·金匮真言论》曰："东风生于春，病在肝，俞在颈项；南风生于夏，病在心，俞在胸胁；西风生于秋，病在肺，俞在肩背；北风生于冬，病在肾，俞在腰股；中央为土，病在脾，俞在脊。"除了对病候的描述外，在诊断学方面则有"春弦""夏钩""秋毛""冬石"的四季脉象之说；治疗方面则有因时制宜的原则；在养生方面则又有四季养生的具体方法。这些内容都是在以"四时五藏阴阳"为代表的藏象学理论的指导下，中医学总结出的大量与之相关的临床经验。

下篇 中医藏象学的历史演进与学术源流

第六章 "藏府"观念的初步确立（先秦至西汉初期）

中国的医学虽然起源很早，但在秦汉以前，还处于原始的自发状态，并不成系统。在当时，如症状学、疾病学、药物学等偏于实用的内容首先发展起来，对于藏象学这样高度抽象与综合的理论，并没有受到更多的重视。然而，先秦的医学虽然没有形成十分清晰的"藏府"概念，但对于人体的内脏器官已经有了较深的认识。而此时出现的一些重要思想与观念，对日后藏象学理论体系的确立，具有不可替代的关键性作用。

第一节　早期中医学对人体藏府的认识

中国医学的起源，可以远溯至传说时期的原始社会，但那时的医学知识主要集中在对疾病的认识和各种原始治疗方法的层面上，对人体自身结构与功能的认识则非常有限，似乎对此也毫不在意。这一倾向在甲骨文中可以明显地感受到，在殷墟出土的甲骨文中包含有大量用于描述体表的不同部位的专有名词，如首、面、耳、目、自（即鼻）、口、舌、齿、项、身、腹、臀、肱、手、膝、足、趾等，也包括较为复杂的组织器官或生理现象如骨、脊、血、孕、娩等，但是这些名词多数均与对疾病的认识有关，主要用于对疾病部位的界定，如疒首（头病）、疒目（眼病）、疒自（鼻病）、疒足（足病）等。古人对于人体内部藏府组织的认识则记载甚少，表现出一种令人惊讶的漠不关心的态度。迄今为止，甲骨文中发现的唯一内脏器官是"心"，写作像人的心脏形状。为何只有"心"为古人所注意，而其余诸脏均被忽视，这确实很难解释，或许与古代献祭制度有关，现在已很难考证了。但是这一点恰恰说明了一个非常重要的问题——"心为五藏六府大主"的说法是具有悠久的历史渊源。

在春秋战国时期，人们对人体内脏的解剖结构已有了基本的认识，对体内多数内脏器官也均赋予专有名词，但很明显这是未经归纳而不成系统的，也没有"藏"与"府"的区分，通常诸脏并称，甚或将内脏与其他组织相并列。如"今予其敷心腹肾肠，历告尔百姓于朕志"（《尚书·盘庚下》）；"自有肺肠，俾民卒狂"（《诗经·桑柔》）；"虚其心，实其腹，弱其志，强其骨"（《老子》）；"上斩颈领，下决肝肺"（《庄子·说剑第三十》）等。在《列子·汤问》中的一段记载非常有趣：有个叫"偃师"的人进献给周穆王一个神奇的机器人，剖散后发现："皆傅会革、木、胶、漆、白、黑、丹、青之所为。王谛料之，内则肝、胆、心、肺、脾、肾、肠、胃，外则筋骨、支节、皮毛、齿发，皆假物也，而无不毕具者。合会复如初见。王试废其心，则口不能言；废其肝，则目不能视；废其肾，则足不能步。"此处可见古人肝、胆、心、肺等诸脏并称，显然此时尚且没有"藏"与"府"相区别的思想。此外，废心"口不能言"、废肝"目不能视"、废肾"足不能步"的说法也非常有趣，虽是指机器人而言，但也可提示我们中医早期对藏府功能的认识①。

早期中医对人体藏府功能的认识仍然是非常模糊的，直至战国的中后期仍然未见有较深的认识，这可能与早期资料的丧失有关，在当时人们一般观念中，似乎更多的是在强调内脏器官所处的部位，对其功能则很少涉及。尤其是多与四肢、肌肤等相对而谈，以突出内外、表里的比较关系，如"君之视臣如手足，则臣视君如腹心"（《孟子·离娄下》）；"寡人之有五子，犹心之有四支"（《晏子春秋·卷一》）；"除腹心之疾，而置诸股肱，何益？"（《左传·哀公六年》）这可能与资料的匮乏有关，但同样也说明医学在

①　对于《列子》一书的成书年代，学术界有争议，很多人都认为是魏晋时人的托名之作；但也有人认为大体上仍保存着刘向校书时的原貌，不似伪作；还有人认为是辑录旧典而成，故仍保留不少先秦文献。因此这则资料仅供参考。

此方面研究不足。我们现在见到先秦的资料绝大多数都属于哲学著作，当时医学发展的真实情况是很难了解的，但是我们仍然能够找到两条与医学有关的重要文献，使我们尚有以管窥豹的可能。其中一条文献出自《韩非子》中扁鹊见蔡桓公的故事：

扁鹊见蔡桓公，立有间，扁鹊曰："君有疾在腠理，不治将恐深。"桓侯曰："寡人无疾。"扁鹊出，桓侯曰："医之好治不病以为功。"居十日，扁鹊复见曰："君之病在肌肤，不治将益深。"桓侯不应。扁鹊出，桓侯又不悦。居十日，扁鹊复见曰："君子病在肠胃，不治将益深。"桓侯又不应。扁鹊出，桓侯又不悦。居十日，扁鹊望桓侯而还走。桓侯故使人问之，扁鹊曰："疾在腠理，汤熨之所及也；在肌肤，针石之所及也；在肠胃，火齐之所及也；在骨髓，司命之所属，无奈何也。今在骨髓，臣是以无请也。"居五日，桓公体痛，使人索扁鹊，已逃秦矣，桓侯遂死①。（《韩非子·喻老》）

在这里，扁鹊为我们清晰地勾勒出一个完整的人体结构层次模型，由表及里，腠理→肌肤→肠胃→骨髓，共四个主要的结构层次②。而以"肠胃"为代表的内脏层居于"肌肤"之内"骨髓"之外，这是古人对人体结构的一种特定的定位方法，在某种程度上也代表了不同组织结构在古人心目中的重要性定位。

另一条重要的文献出自《左传·成公十年》，秦国名医医缓在治疗晋侯时说："疾不可为也。在肓之上，膏之下，攻之不可，达之不及，药不至焉，不可为也。"这里的"膏"和"肓"也应当指的是人体内的组织或器官，具体所指我们现在已很难考证了，但值得注意的是，"膏肓"在这里所代指的仍然是病变的部位，而忽略了其功能。"膏肓"的理论最后虽未能进入中医藏象学的主流理论

---

① 《史记·扁鹊仓公列传》中载有"扁鹊见齐桓侯"的故事，其内容与此基本相同。

② 在《史记·扁鹊仓公列传》的"扁鹊见齐桓侯"故事中，无"肌肤"而代之以"血脉"，余者相同。

体系当中，但同样也流传很久，在《内经》及此后的许多著作中
仍有很多相关内容。

虽然先秦时期的人们对藏府的功能普遍有所忽视，但是也有一
个例外，即这一时期的各种文献都将"心"与精神、思维、意识，
甚至性格、品行等联系起来。如"人心惟危，道心惟微"（《尚
书·大禹谟》）；"我思古人，实获我心"（《诗经·绿衣》）；"其心
三月不违仁"（《论语·雍也》）等，这一类的用法在先秦文献中大
量出现。在《左传·昭公二十一年》有"和声入于耳而藏于心"
的说法，这说明在当时将记忆的功能归属于心是得到社会普遍认同
的，而《管子·心术》中"心也者，智之舍也"的说法则是"心
主神明"理论的最早表述。《列子》中甚至还有一则"扁鹊换心"
的传说：

鲁公扈、赵齐婴二人有疾，同请扁鹊求治。扁鹊治之。既同
愈，谓公扈、齐婴曰："汝曩之所疾，自外而干府藏者，固药石
之所已。今有偕生之疾，与体偕长，今为汝攻之，何如？"二人
曰："愿先闻其验。"扁鹊谓公扈曰："汝志强而气弱，故足于谋
而寡于断。齐婴志弱而气强，故少于虑而伤于专。若换汝之心，
则均于善矣。"扁鹊遂饮二人毒酒，迷死三日，剖胸探心，易而
置之；投以神药，既悟如初。二人辞归。于是公扈反齐婴之室，
而有其妻子，妻子弗识。齐婴亦反公扈之室，有其妻子，妻子
亦弗识。二室因相与讼，求辨于扁鹊。扁鹊辨其所由，讼乃已。
（《列子·汤问》）

此二人心脏通过手术置换之后，性格、记忆也随之改变，甚至
导致"妻子弗识"，这将"心"对精神思想的主导作用发展到了极
端的地步①。由此可见，"心主神明"的思想很早就已深入人心了。

此外，"心为君主之官"的思想在先秦时期已有所认识，如
"心者，形之君也，而神明之主也"（《荀子·解蔽》）；"心之在

---

① 由于对《列子》成书年代存在争议的原因，本则文献也仅供参考。

体，君之位也，九窍之有职，官之分也"（《管子·心术》）。此虽未与其余诸藏相比较，但确已明确了"心"在人体内的核心地位。考虑到"心"是甲骨文中唯一出现的内脏器官，这一思想恐怕绝非偶然出现。人在应激反应中心跳加速是可以被明显地感觉到的，原始人经常会处于恐惧、紧张、惊骇等各种情绪导致的应激反应中，一定会对心脏留下特别深刻的印象，因而对"心"的崇拜以及心和精神思想的联系，恐怕都是由此而来的。

第二节　"五藏"与"六府"的出现

　　"藏"的观念在战国中后期出现了规范化的倾向，当时的人们已经开始对藏象学有了一定的理论思考。

　　"藏"最早写作"臧"，而且一直使用到汉代前后，在先秦时期，"臧"的原型指君王储藏珍贵之物的处所，有宝藏、宝库之义。如"晋侯之坚头须，守藏者也"（《左传·僖公二十四年》）；"故圣人之制事也，能节宫室、通车舆以实藏，则国必富、位必尊"（《管子·禁藏第五十三》）。在最初时，人们对体内各脏器并没有统一的通称，而是将各个单名并列使用，有时也提出其中某一个或某几个来泛指。"藏"作为人体重要的内脏器官统称，最早见于《庄子》与《管子》书中的"五藏""六藏"之说，应为宝藏之义在人体内的类比引申，是人体处藏精气的宝库，故《淮南子·精神训》曰："是故血气者，人之华也，而五藏者，人之精也。"

　　古人最初认为人体是应当有"六藏"的，《庄子·齐物论》曰："百骸、九窍、六藏赅而存焉。"《列子·周穆王》中也有"百骸六藏，悖而不凝"的说法。不过由于资料过少，当时究竟是指哪六者为"藏"今已不可考了。至战国晚期则"五藏"的概念逐步流行起来。有趣的是，"五藏"一词同样最早见于《庄子》一书中，《庄子·骈拇》云："多方乎仁义而用之者，列于五藏哉，而非道德之正也。"《庄子·在宥》云："故君子苟能无解其五藏，无擢其聪明……愁其五藏以为仁义，矜其血气以规法度。"①

齐国稷下学宫是战国中晚期学术研究、文化交流中心，各派学者利用齐国提供的良好的环境与条件，潜心研讨，互相争鸣，取长补短，产生了大量重要的新思想与新理论。最初系统化的藏象学理论也是产生在这一环境中。在集中代表了稷下黄老学派思想的《管子》一书中，对"五藏"的概念有一段详细的说明：

"人，水也。男女精气合，而水流形。三月如咀。咀者何？曰五味。五味者何？曰五藏。酸主脾，咸主肺，辛主肾，苦主肝，甘主心。五藏已具，而后生肉。脾生隔，肺生骨，肾生脑，肝生革，心生肉。五肉已具，而后发为九窍。脾发为鼻，肝发为目，肾发为耳，肺发为窍。"（《管子·水地》）

这段文字是最早明确"五藏"即为脾、肺、肾、肝、心五种内脏器官，并进一步将之与五味、五肉、九窍等相联系起来的现存资料，已初具后世藏府五行配属的理论雏形，此乃先秦时期对五藏理论最为系统的表述，后世中医的藏象学很可能就是在此基础上发展而来。

早期中医除了"五藏"与"六藏"之说外，还有"九藏"的说法，最早见于《周礼·天官冢宰》，云："疾医掌养万民之疾病。……两之以九窍之变，参之以九藏之动。"后来在《内经》中也有"九藏"的提法，并进一步提出"神藏五，形藏四"的理论，在唐代成书的《十三经注疏》中注解《周礼》"九藏"时认为，九藏是"脾、肺、心、肝、肾、胃、膀胱、大肠、小肠"，但这种说法显然是受到《内经》藏府理论的影响，此说是否就是《周礼》中之"九藏"，由于资料的缺乏，我们在今天已经很难具体考证了。

"五藏"、"六藏"与"九藏"三种说法在先秦时代都在一定

---

① 通常认为《庄子》内篇为庄周本人所著的可能性更大些，而外篇和杂篇则为出自其门人弟子和后学，有些篇目甚至可能迟至秦汉之交，故《齐物论》中的"六藏"说应当更古老一些，可能反映的是战国中期时人们的认识，而《骈拇》与《在宥》中的"五藏"提法相对晚出，甚至也有可能是受到战国后期稷下学宫"五藏"理论影响后的认识。

的范围内流行过，但随着时代的发展，后两种说法已逐渐湮没在历史长河之中，究其原因有很多种，其中战国后期五行思想学术地位的提高，无疑对"五藏"学说取得独尊的地位具有关键性的推动作用。古人对数字"五"的崇信由来已久，早在殷商时代就已有把各种纷纭现象归于五类的习惯，"尽管'五行'的概念和内容定型化是比较晚的事情，但'五行'思想却一直弥漫在春秋战国时代，随着人们对一些特定数字的信仰而成为人们的普遍观念"①。这一思想最初应当与"五方"的空间观念有关，逐渐发展成为一个通用于相当多领域的类名，如五行、五方、五神、五味、五声等，到了战国中晚期，这些概念已经相当紧密地联系在一起了，而《管子》一书中对"五藏"的叙述也将之与五味、五肉等相配属，说明在当时"五藏"理论也同样参与到"五行"思想体系的构建当中，成为五行理论一个不可分割的部分。此后随着汉代阴阳五行思想的兴盛，"五藏"说就此取得了不可动摇的统治地位，其余的理论都被边缘化了。

关于"五藏"的具体所指，在早期医学中同样认识混乱，充满争议。最早提到"五藏"具体名称的是《管子》，指脾、肺、肾、肝、心，这后来成为中医藏象学理论的主流。但在《淮南子》中，我们又看到了另一种说法：

形体以成，五藏乃形。是故肺主目，肾主鼻，胆主口，肝主耳，外为表而内为里，开闭张歙，各有经纪。故头之圆也象天，足之方也象地。天有四时、五行、九解、三百六十六日，人亦有四支、五藏、九窍、三百六十六节。天有风雨寒暑，人亦有取与喜怒。故胆为云，肺为气，肝为风，肾为雨，脾为雷，以与天地相参也，而心为之主。（《淮南子·精神训》）

此处将"胆"与肺、肝、肾、脾诸藏并列，又将"心"单独提出，成为更高一层的"主"，这又是一种十分独特的藏府结构。甚至在《内经》中仍然提到当时的方士"或以脑髓为藏，或以肠胃为藏，或以为府"（《素问·五藏别论》），说明这种混乱状态一

---

① 葛兆光：《中国思想史·第一卷》，复旦大学出版社，76页。

直延续到《内经》的时代，只有在《内经》完成了藏象学理论体系的构建之后，人们对藏府的认识才逐步统一了起来。

"府"的概念较"藏"出现更晚。"府"有府库的意思，与"藏"的涵义相对，二者均有仓库之意，但"藏"偏重于储藏珍贵物品，"府"则用于存放较大量的经常流通的一般性物品。如明·李梴《医学入门》中解释曰："藏者，藏乎也，藏诸神而精气流通也；府者，府库也，出纳转输之谓也。"其实在春秋战国时期，很早就有"六府"之说，如"水、火、金、木、土、谷，谓之六府"（《春秋左传·文公七年》）。"天子之六府，曰司土、司木、司水、司草、司器、司货，典司六职"（《礼记·曲礼下》）。此时的"六府"只是个哲学或政治的概念，与医学并没有什么关系。"六府"用来代指体内脏器是在"五藏"的概念出现以后，最早见于《吕氏春秋·恃君览》，云："凡人三百六十节，九窍，五藏，六府。"

古人认为奇数为阳，是"天数"；偶数为阴，是"地数"。《易传·系辞》曰："天一地二，天三地四，天五地六，天七地八，天九地十。"其中数字"五"与"六"最为人们所重视，在战国末年到汉初这段时间，数字五、六相配逐渐流行起来，如"五声六律""五官六府"①"五行六合""五性六情"等，已经成为人们一种习惯性的思维方式。《国语·周语下》则概括为："天六地五，数之常也。"《汉书·律历志》进一步论述说："天六地五，数之常也。天有六气，降生五味。夫五六者，天地之中合，而民所受以生也。故日有六甲，辰有五日，十一而天地之道毕，言终而复始也。"②因此，"六府"与"五藏"相配也属于这种情况，"人有五藏六府，

---

① "五官六府"的概念在先秦典籍中出现很多，也有各种不同的解释，但均属哲学或政治的概念，与后世医学所用的"五官""六府"无关，如："天子之五官，曰司徒、司马、司空、司士、司寇，典司五众。天子之六府，曰司土、司木、司水、司草、司器、司货，典司六职。"（《礼记·曲礼下》）"何谓五官？东方为田，南方为司马，西方为理，北方为司空，中央为都。何谓六府？子午、丑未、寅申、卯酉、辰戌、巳亥是也。"（《淮南子·天文训》）

② "天五地六"与"天六地五"在西汉都有很多相关理论，这应当是人们运用阴阳消长变化的理论相互转换而来，其阴阳属性的界定带有一定的随意性，实际上两者并无多少区别。

何法？法五行六合也"（《白虎通义·五行》）。　故"六府"只是作为"五藏"的一种补充而出现，常常被忽视，甚至"六府"究竟为哪六者都迟迟没有明确的说法，直到《内经》才真正丰富发展起来。

在"六府"中的"胆""胃""肠"出现得较早，其中"胆"多与"肝"连用，而"胃肠"连用的情况也很多，如"忘其肝胆，遗其耳目"（《庄子·大宗师》）；"以肠胃为根本，不食则不能活"（《韩非子·解老》）。在先秦时期的"肠"并无大、小肠之分，至《内经》中才有此说，而《灵枢·肠胃》有广肠、回肠之说，应为大、小肠早期的名称。膀胱与三焦二府出现得较晚，直至司马迁的《史记》中才第一次出现这两个名称："夫以阳入阴中，动胃缠缘，中经维络，别下于三焦、膀胱。"（《史记·扁鹊仓公列传》）此二府逐渐为人们所认识很可能并不早于秦汉之际，而"六府"理论的真正发展成熟，则应当是在《内经》时代了。

第三节　五藏的五行配属问题

"五藏"的观念是伴随着"五行"理论的成熟而发展起来的，早期的"五藏"是属于五行大系统中的一部分，似乎并没有被单独地列为医学理论，如在马王堆、张家山等地出土的秦汉古医书中，诸藏均是以各自独立的单称来使用的，并无"五藏"之说[①]。然而相反在秦汉之际的各种哲学著作中，却出现了大量关于藏府的描述，而这些描述多数又是和五行思想联系在一起的。

早在《管子》一书中，五藏就与五行有了联系，《管子·水地》曰："五味者何？曰五藏。酸主脾，咸主肺，辛主肾，苦主肝，甘主心。"此虽仅是五藏与五味相配，但也已初具后世藏府五行配属的理论雏形了。不过若将这种配属方法转换成五行的话，则出现脾属木、肺属水、肾属金、肝属火、心土的组合方式，这种

---

① 《史记·扁鹊仓公列传》中记载了仓公淳于意诊籍中已开始运用五行分析病证，虽零散而未成系统，但已有了五行——五藏配属的萌芽。

组合与后世《内经》或《吕氏春秋》中组合方式均不相同，包括书中对"五肉""九窍"的理论也与后世医学大相径庭，说明早期医学对藏象的认识还是非常不成熟的。

阴阳五行学说在战国中晚期才真正发展成为无所不包的理论体系，而首次将五藏理论正式引入五行学说的是《吕氏春秋》：

孟春之月，日在营室，昏参中，旦尾中。其日甲乙，其帝太皞，其神句芒，其虫鳞，其音角，律中太蔟，其数八，其味酸，其臭膻，其祀户，祭先脾。（《吕氏春秋·孟春纪》）

孟夏之月，日在毕，昏翼中，旦婺女中。其日丙丁，其帝炎帝，其神祝融，其虫羽，其音徵，律中仲吕，其数七，其性礼，其事视，其味苦，其臭焦，其祀灶，祭先肺。（《吕氏春秋·孟夏纪》）

中央土，其日戊己，其帝黄帝，其神后土，其虫倮，其音宫，律中黄钟之宫，其数五，其味甘，其臭香，其祀中霤，祭先心。（《吕氏春秋·季夏纪》）

孟秋之月，日在翼，氐斗中，旦毕中。其日庚辛，其帝少皞，其神蓐收，其虫毛，其音商，律中夷则，其数九，其味辛，其臭腥，其祀门，祭先肝。（《吕氏春秋·孟秋纪》）

孟冬之月，日在尾，昏危中，旦七星中。其日壬癸，其帝颛顼，其神玄冥，其虫介，其音羽，律中应钟。其数六，其味咸，其臭朽，其祀行，祭先肾。（《吕氏春秋·孟冬纪》）

此处"祭先脾"是孟春月祭祀之时将脾藏放在最前的意思，此后仲春与季春之时同样"祭先脾"；孟夏、仲夏与季夏三月"祭先肺"；孟秋、仲秋与季秋三月"祭先肝"；孟冬、仲冬与季冬三月"祭先肾"；而在一年之中的季夏时祭祀"中央土"时须"祭先心"。如此通过对一年四季祭祀仪式的程序，将五藏纳入到五行大系统当中，即：脾属木、肺属火、心属土、肝属金、肾属水。

此说除肾属水外，其余都与《内经》所奠定的、为后世尊奉至今的五藏归属法不同，但在战国末年至西汉初年这段时期却是主流的理论，影响非常大，包括《礼记》《淮南子》《逸周书》等经典中也均采取此种配属方法。在西汉末扬雄的《太玄经·玄数》中曰："三八生木……藏脾；四九生金……藏肝；二七生火……藏肺；一六生水……藏肾；五五生土……藏心。"东汉许慎《五经异义》引古文《尚书》也是脾木、肺火、心土、肝金、肾水。

这种五行配属的思维方式显然是直接来自解剖学知识。在古人的地理观念中以南为上，以北为下，故人体位置最高的肺藏当属南方之火，位置最低的肾藏属北方之水，左脾右肝分属东方之木与西方之金，心藏位居中央属土。许翰注《太玄经》曰："肺极上以覆，肾极下以潜，心居中央以象君德，而左脾右肝承之。"而且，在这种排列方法之中还隐含了一层意思，即心为君主之官，而五行当中以土最贵，故以心配土是理所当然的。

那么"心属土"的理论是在什么时间转变为"心属火"的呢？这个问题确实很难回答。我们现今可以找到的关于"心属火"理论的最早资料应该是出自《内经》，然而由于《内经》的成书年代一直充满了争议与分歧，使这个问题仍然难以解决。因此，我们只能从其他资料入手，对此问题作一些侧面的推测。关于这两种理论的区别，早在东汉时期就已经引起了学术界的注意，许慎在《说文解字》中曰："心，人心，土藏，在身之中。象形。博士说，一位火藏。"隋·萧吉在《五行大义》中引许慎《五经异义》曰："《尚书》夏侯欧阳说云：肝木、心火、脾土、肺金、肾水，此与前同；古文《尚书》说云：脾木、肺火、心土、肝金，此四藏不同。"而经学大师郑玄又针对此说法在《驳五经异义》中进行反驳①。可惜这两本书早已失传，我们很难对此进行深入考证，但此说对我们有一点重要的提示，即"心属土"说与"心属火"说二者的争议，很可能与两汉经学的今文、古文之争有着很大的关系。

另一则非常重要的资料则出现在东汉初年的《白虎通义》中，是除《内经》所见最早的关于"心属火"的记载：

五藏者何也？谓肝、心、肺、肾、脾也。肝之为言干也；肺之为言费也，情动得序；心之为言任也，任于恩也；肾之为言写也，以窍写也；脾之为言辨也，所以积精禀气也。五藏：肝仁，肺义，心礼，肾智，脾信也。肝所以仁者何？肝，木之精也。仁者好生，

---

① 《五经异义》与《驳五经异义》二书已在唐宋之间散佚了，其一些内容散见于各种经书的注疏及《太平御览》等类书之中。

东方者阳也，万物始生，故肝象木，色青而有枝叶。目为之候何？目能出泪，而不能内物，木亦能出枝叶，不能有所内也。肺所以义者何？肺者，金之精。义者断决，西方亦金，成万物也。故肺象金，色白也。鼻为之候何？鼻出入气，高而有窍。山亦有金石累积，亦有孔穴，出云布雨，以润天下，雨则云消，鼻能出纳气也。心所以为礼何？心，火之精也。南方尊阳在上，卑阴在下，礼有尊卑，故心象火，色赤而锐也。人有道尊天，本在上，故心下锐也。耳为之候何？耳能遍内外，别音语，火照有似于礼，上下分明。肾所以智何？肾者，水之精。智者进而止，无所疑惑，水亦进而不惑。北方水，故肾色黑，水阴，故肾双。窍为之候何？窍能泻水，亦能流濡。脾所以信何？脾者，土之精也。土尚任养万物为之象，生物无所私，信之至也。故脾象土，色黄也。口为之候何？口能啖尝，舌能知味，亦能出音声，吐滋液。故《元命苞》曰："目者肝之使，肝者木之精，苍龙之位也。鼻者肺之使，肺者金之精，制割立断。耳者心之候，心者火之精，上为张星。阴者肾之写，肾者水之精，上为虚危。口者脾之门户，脾者土之精，上为北斗。主变化者也。"或曰：口者心之候，耳者肾之候。或曰：肝系于目，肺系于鼻，心系于口，脾系于舌，肾系于耳。（《白虎通义·情性》）

故《月令》春言其祀户，祭先脾；夏言其祀灶，祭先肺；秋言其祀门，祭先肝；冬言其祀井，祭先肾。中央言其祀中霤，祭先心。春祀户，祭所以时先脾者何？脾者，土也，春木王煞土，故以所胜祭之也。是冬肾，六月心，非所胜也。以祭何？以为土位在中央，至尊，故祭以心。心者，藏之尊者。水最卑，不得食其所胜。（《白虎通义·五祀》）

《白虎通义》是由班固根据东汉章帝建初四年（79 年）白虎观会议记录编撰而成，虽然当时著名的今、古文经学大师均曾与会，《白虎通义》一书却是今文经学的集大成之作，书中关于经学基本概念的诠释，据考证都属于两汉之际今文经学的标准定义。

因此，在认真分析这两资料后，笔者大胆地提出以下几点意见：

首先，《白虎通义》可以充分地证明至少在东汉初年"心属火"的理论已成为学术界的共识了，而文中引用《春秋纬·元命苞》之语,则至少可以将"心属火"理论出现时间下限确定在西汉后期的哀、平年间。

其次,也可以在一定程度上证明许慎的说法是有一定根据的,"心属火"理论确是今文经学的主流观点。我们现在所能看到的世传本《尚书》中并无关于"五藏"的内容,前文已经讨论过"五藏"是在战国末期伴随着五行学说发展而出现的,因此也不大可能真的记载在以春秋以前文献为主的《尚书》中,因此最大的可能是出现在西汉经学家们注解《尚书》的章句之学当中。而当我们在对《内经》深入研究后发现,其藏象学理论体系本身也在很大程度上受到今文经学思想的影响。因此,笔者初步推断"心属火"的理论的发展与成熟应当在武帝时期之后。

第三,很明显"心"的五行归属问题在两汉之际就已经引起了相当广泛的争议了,这一点在《白虎通义·五祀》中对"心属土"理论的反驳可以看出(这一理论后来被郑玄用于反驳许慎《五经异义》)。有的学者认为,从"心属土"到"心属火"的转变,很可能与西汉末年刘歆与王莽推动的改德运动有关,为配合"汉应土德"改为"汉应火德"而将"心属土"改为"心属火"。此说并非没有道理。而据《汉书·艺文志》记载,《内经》也确是经刘向、刘歆父子校书而流行于世的,客观上也具有篡改古书的作案条件。但此说仍有几个疑点难以解释:其一,刘歆力主古文经学,而"心属火"之说公认为今文经学的观点;其二,刘歆创"汉应火德"之说运用的主要是五行相生的理论,而《内经》中五行理论多为相克,论及相生处极为罕见。因此,对此问题很难得出更确切的结论,只好存疑了。然而,笔者认为,虽无法确定"心属火"理论的出现是否与刘歆改德有关,但改德运动确实也为"心属火"理论的推广起到了推波助澜的作用,自东汉确立为"火德"之后,"心属火"也随之取得了正统的地位,而"心属土"理论则渐渐地为人们所淡忘。

第七章 藏象学理论体系的初步 建立（两汉时期）

中医藏象学理论体系的正式确立是在两汉时期。《内经》在经学思想的指导下，以五行学说为基础，以五藏中心论的思想为核心，将各种不同说法的理论都统一到同一个藏象学理论体系框架之中，即形成了后来我们所熟悉的藏象学理论体系。《难经》与《内经》有很多共通之处，在藏象学的理论上颇有独创性的见解，发《内经》所未发，对补充完善藏象学理论体系也有着非常重要的贡献。

第一节 秦汉时期学术思想对藏象学理论 体系形成的影响

只有零散的医疗活动和片断的医药卫生知识还不能构成系统的医学体系，要形成完整的医学，必须由感性活动上升到理性思维，必须发挥思维的力量，思维活动的逐渐成熟是医学发展成为系统知识的必要条件。因此，藏象学的发展有赖于两个方面进步的推动：一方面长期临床实践成就的积累是藏象学理论发展的原动力；另一方面则临床成就必须经哲学思辨系统改造后，才能真正地融合到理论体系当中，成为藏象学不可分割的一个组成部分。经过数千年的发展，中医对于人体自身的认识已经有了相当丰富的积累，而到了秦汉之际，强大而有力的理论工具的出现，正是促成藏象学理论体系成功创建的历史契机。

医学在秦代以前主要以可以付诸实践的经验和技术的形式流传的，理论不具有实用性，因而从未受到医家的重视。秦汉以后，国家的统一带来思想的融合，力图构建无所不包的普适性理论体系的思想，逐渐成为学术发展的主流。早期以单纯的经验与技术为主体的中医学，在被日渐边缘化的过程中，也开始注意提升自己的文化品质，逐渐在时代变化的大背景中寻找到自身的思想依据。与底层的经验技术力图向上层精英思想提升的趋势一致，精英思想也同时尚这种底层文化索取营养来充实自己，使得其思想体系更加丰富而具有说服力。在这两方面的共同努力下，中医学终于完成了其理论体系的初步构建，而其中藏象学理论体系的建立，不仅是发展中医理论最重要的基础，也代表了秦汉时期中医学术的最高成就。

一、《吕氏春秋》与藏象学

《吕氏春秋》成书于秦朝统一中国的前夕，是中国学术史上承前启后的重要著作，它不仅是对先秦诸子学术的全面总结，而且其所代表的消解学派冲突，建立统一的、无所不包的新学术体系的思潮，开启了中国学术发展的一个新时代。

《吕氏春秋》最突出的贡献在于它对"十二纪"系统的设计，这是一个可以包容和涵盖天地万物古今等所有知识和思想的基本框架，"它依照天地循环变化，以四季十二月为纲，体验阴阳消息，按春生、夏长、秋收、冬藏的联想，将天象、物候、农事、政事、人事等统统系连起来，综合了各种思想、知识与技术，设想了一个规范日常思想与行为的秩序"①。在这其中，古人对各种藏府器官（人或动物的）的认识，也作为祭祀仪式的一部分而被收纳到其中，成为五行理论的一个组成部分。

其实在《吕氏春秋》中有关藏象学的内容很少，而且主要是一种哲学思想，与医学没有什么关系，对后世的影响也不大。但最重要的是，《吕氏春秋》提出了一种构建无所不包的理论体系的思想方法，这在中国学术发展上开启了一种新的思路，对后来藏象学理论体系的建立也有着非常重要的启迪与示范作用。这种思想方法在后来的《淮南子》《春秋繁露》等书中得到进一步的发展，并直接影响到《内经》藏象理论体系的建立，成为"四时五藏阴阳"

---

① 葛兆光：《中国思想史·第一卷》，复旦大学出版社，235 页。

理论的思想源泉。

二、黄老道家思想与藏象学

秦汉之际被称为"黄老之学"的思潮弥漫甚广。最早可追溯至稷下学宫的《管子》，至战国末年的《吕氏春秋》及西汉初期的《淮南子》等书都在很大程度上受到此思潮的影响。

与早期道家追求对宇宙之道的神秘体验与个人精神自由的内在超越不同，黄老之学以"天道"即宇宙自然作为思想的依据，推衍出一整套关于宇宙观念、制度建设及个人生存处世之道等方方面面的知识与思想。它以"天"为判断秩序和理性的最终依据，以"道"的终极境界为追求目标，以"古"为追求的理想社会，以"无为"为现实中的处世方式。

黄老道家思想对中医学有着很深刻的影响，在藏象学领域内，则突出表现在对"形"与"神"的关系问题上。

关于形神关系问题，早在《老子》与《庄子》中就有很多论述，如《老子》第三章说："虚其心，实其腹，弱其志，强其骨。"其心与腹、志与骨的对立，就已经隐含了形与神之间的对立与统一。《庄子·天地》曰："执道者德全，德全者形全，形全者神全。神全者，圣人之道也。"将神提高到与道等同的地位。

在道家看来，"道"是至高无上而又不可言说地存在，宇宙自然的一切运动变化都是"道"的外在表现，一切外在的事物均不能脱离"道"而单独存在。这一思想体现在对人体自身的认识上，则表现为"神"或"气"是"形"的主宰。对于生死的问题，《庄子》有一段精辟的论述："然察其始而本无生；非徒无生也，而本无形；非徒无形也，而本无气。杂乎芒芴之间，变而有气，气变而有形，形变而有生。今又变而之死。是相与为春秋冬夏四时行也。"（《庄子·至乐》）充分地体现出道家对"形"与"气"关系的看法。在《庄子》中对"气"与"形"的关系论述较多，对较"气"更加抽象的"神"与"形"的关系也有一些论述，如《庄子·在宥》曰："无视无听，抱神以静，形将自正。必静必清，无劳女形，无摇女精，乃可以长生。目无所见，耳无所闻，心无所知，女神将守形，形乃长生。”这一段与后来《内经》中“独立守神”“积精全神”思想一脉相承。

汉初黄老道家较先秦道家的一大特点是其思想与理论更加系统化，体系化，少了一些天马行空般的自由与活力，多了一些严谨与认真。在黄老道家的思想中，“神”“气”与“形”的关系已经演变为系统化的理论了。《淮南子》认为，人的生命禀受于天地：“别为阴阳，离为八极，刚柔相成，万物乃形，烦气为虫，精气为人。是故精神，天之有也；而骨骸者，地之有也。”（《淮南子·精神训》）　这其中气、神、形是组成生命的三大要素，三者相互依赖，各当其为则人体功能正常，而在三者之中“神”处于中心的主宰地位：

夫形者，生之舍也；气者，生之充也；神者，生之制也。一失位，则三者伤矣。是故圣人使人各处其位，守其职，而不得相干也。故夫形者，非其所安也而处之则废，气不当其所充而用之则泄，神非其所宜而行之则昧。此三者，不可不慎守也。……今人之所以眭然能视，䁂然能听，形体能抗，而百节可屈伸，察能分白黑、视丑美，而知能别同异、明是非者，何也？气为之充而神为之使也。何以知其然也？凡人之志，各有所在，而神有所系者，其行也足蹪趺坎、头抵植木而不自知也，招之而不能见也，呼之而不能闻也。耳目非去之也，然而不能应者，何也？神失其守也。故在于小则忘于大，在于中则忘于外，在于上则忘于下，在于左则忘于右；无所不充，则无所不在。是故贵虚者，以毫末为宅也。（《淮南子·原道训》）

对形神关系的讨论源自道家，但在《内经》中不仅被全面地接受，而且得到了更加深入的发展与广泛的使用，成为了中医理论的重要组成部分，对藏象学理论体系创建，有着不可替代的重要作用。

三、两汉经学与藏象学

在早期中国的各种学术思潮中，两汉经学思想（主要是今文经学思想）对中医藏象学发展的影响最大，其中最为重要与关键的有两点影响，其一是天人合一思想体系的确立，其二则是与阴阳五行思想的神秘化结合，正是这两点确立了中医藏象学理论的核心思想。而以《内经》和《难经》为代表的中医藏象学理论体系，也在很大程度上是参照了经学的理论而创建的。

西汉武帝年间，以董仲舒为代表的儒家学者将前代儒学所继承发扬的《诗》《书》《礼》《易》《春秋》等五经之学进一步发展为具有国家意识形态性质的官学——经学。经学是汉代儒家学者以先秦儒学为基础，吸收前代各种思想后的再创造。作为一种具有国家意识形态性质的思想学说，经学设计了一个"拥有天然合理的终极依据、涵盖一切的理论框架、解释现象的知识系统以及切合当时并可供操作的政治策略在内的庞大体系，以规范和理清世界的秩序，确定和指引历史的路向"①。这种构建宏大的、无所不包的普适性理论体系的思想其实是秦汉学术的普遍倾向，早在战国末年的《吕氏春秋》中就已出现了其理论萌芽，在《黄帝四经》《淮南子》等体现黄老道家思想的著作中有着类似的设计，但这一思想真正的发展成熟则是由董仲舒最终完成的。

董仲舒最重要的贡献在于提出"天人相应"的思想，而这一点也最终成为构建藏象学理论体系的核心观念之一。董仲舒的"天人相应"思想首先体现为"天人相类"，认为"天"是一切自然与社会合理性的本源与依据，同时也是人之所以成为人的本源与依据，人仿佛就是"天"的投影。"人之形体，化天数而成；人之血气，化天志而仁；人之德行，化天理而义；人之好恶，化天之暖清；人之喜怒，化天之寒暑；人之受命，化天之四时"（《春秋繁露·为人者天》）。不仅如此，就连人的形体、身躯、四肢、五藏也都是效仿"天"的产物：

> 人有三百六十节，偶天之数也；形体骨肉，偶地之厚也；上有耳目聪明，日月之象也；体有空窍理脉，川谷之象也；心有哀乐喜怒，神气之类也；观人之体，一何高物之甚，而类于天也。……是故人之身首员，象天容也；发象星辰也；耳目戾戾，象日月也；鼻

① 葛兆光：《中国思想史·第一卷》，复旦大学出版社，258 页。

口呼吸，象风气也；胸中达知，象神明也；腹胞实虚，象百物也；百物者最近地，故要以下地也，天地之象，以要为带，颈以上者，精神尊严，明天类之状也；颈而下者，丰厚卑辱，土壤之比也；足布而方，地形之象也。是故礼带置绅，必直其颈，以别心也，带以上者，尽为阳，带而下者，尽为阴，各其分，阳，天气也，阴，地气也，故阴阳之动使，人足病喉痹起，则地气上为云雨，而象亦应之也。天地之符，阴阳之副，常设于身，身犹天也，数与之相参，故命与之相连也。天以终岁之数，成人之身，故小节三百六十六，副日数也；大节十二分，副月数也；内有五藏，副五行数也；外有四肢，副四时数也；乍视乍暝，副昼夜也；乍刚乍柔，副冬夏也；乍哀乍乐，副阴阳也；心有计虑，副度数也；行有伦理，副天地也；此皆暗肤着身，与人俱生，比而偶之弇合，于其可数也。（《春秋繁露·人副天数》）

这一思想深刻地影响着中医理论体系的建立。在《灵枢·邪客》中曰："天圆地方，人头圆足方以应之。天有日月，人有两目。地有九州，人有九窍。天有风雨，人有喜怒。天有雷电，人有音声。天有四时，人有四肢。天有五音，人有五藏。天有六律，人有六府……"这几乎与《春秋繁露》如出一辙，为《内经》的"天人相应"学说确立了理论基础。而在《春秋繁露》的另一段文字中，董仲舒将一国的君王比作人的心藏，肝肺脾肾形体四肢等均比作群臣百官，将治理国家的政策比作人体的生理活动，这与《素问·灵兰秘典论》"十二官"学说，将心藏比作君主，其余藏府比作群臣，有异曲同工之妙，也可以互参。

一国之君，其犹一体之心也：隐居深宫，若心之藏于胸；至贵无与敌，若心之神无与双也；其官人上士，高清明而下重瘘，若身之贵目而贱足也；任群臣无所亲，若四肢之各有职也；内有四辅，若心之有肝肺脾肾也；外有百官，若心之有形体孔窍也；亲圣近贤，若神明皆聚于心也；上下相承顺，若肢体相为使也；布恩施惠，若元气之流皮毛腠理也；百姓皆得其所，若血气和平，形体无所苦也；无为致太平，若神气自通于渊也；致黄龙凤皇，若神明之致玉女芝英也。（《春秋繁露·天地之行》）

在《吕氏春秋》的"十二纪"中也有一个以天道循环为核心
观念的思想体系，但这个体系只是一个静态的简单比附，董仲舒的
重要贡献则是将此发展成一种"天人感应"的互动过程。他认为
天具有无上的权威，天的意志决定着人类社会的命运，天与人可以
相互沟通，但这种沟通并不是直接的，而是间接的，即通过"灾
异"来体现。治世将有"美祥"，乱世必出"妖孽"，君主违反了
天的意志必然会受到惩罚。这一思想在中医理论中也同样有所体
现，即人要顺应四时变化而不能有所违背，否则就会生病，如
"冬不藏精，春必病温"，"逆春气，则少阳不生，肝气内变"。

阴阳五行思想的神秘化结合也是经学思想的一个重要特征。董
仲舒认为，天的运行有其内在的规律，体现为阴阳分合运行。阴阳
之道是宇宙和社会中的普遍规律，天"分为阴阳，判为四时，列
为五行"，阴阳与四季相配，四季又与五行相对，依照春生、夏
长、秋收、冬藏大思路，阴阳五行从自然被引申到社会，乃至人伦
道德等一切事物与现象上去。由此将阴阳五行抽象为一切事物运动
与事物间关系的最高准则与终极依据。而在将朴素的阴阳五行思想
神秘化的过程中，董仲舒所构建的社会政治理论就获得了某种宇宙
自然法则上的依据与支持，使其在理论体系本身呈现出一种不可言
说的神秘性的同时，也获得了某种不证自明的权威性。这种思维方
法同样也一丝不差地被借用到藏象学理论体系的创建过程中，"四
时五藏阴阳"的理论成为藏象学的主体与核心，这正是受到经学
的深刻影响。

除了《春秋繁露》以外，《白虎通义》也是两汉经学中集大成
的重要经典，对于藏象学理论体系的形成同样起着不可替代的作
用。东汉章帝建初四年（79 年），为解决今、古文经学的分歧与冲
突，皇帝召集天下儒生大会于白虎观，就经学上的歧异进行辨析，
这就是经学史上有名的白虎观会议。会议由汉章帝亲自主持，集合
了天下各派经学的代表人物，会后由班固根据会议记录编撰成
《白虎通义》一书。白虎观会议的根本目的在于要统一学术思想，
而《白虎通义》所代表的就是在汇集各家各派观点的基础上经过
皇帝裁决后形成的共识，是经过君主认可的国家意识形态的理论表

述，具有某种强制的规范性，对汉代乃至后世的思想与学术都有着深远的影响。而当我们深入研究后发现，《白虎通义》中所表述的藏府内容与《内经》的理论几乎完全相同，都是代表了今文经学对人体藏府结构的理解与认识，而其余的不同认识（如古文经学所坚持的"心属土"理论），不是被忽视就是受到了批驳。以《内经》为代表的藏象学理论体系，正是由于完全符合国家意识形态的要求，显然是得到了官方的认可，而成为东汉以后的主流与正统。

第二节　《内经》与中医藏象学理论体系的建立

两汉时期可能有多部专述中医理论的医书，很可惜大多已经亡佚了，而唯一流传下来的《内经》确立了中医基本理论框架，成为后世中医学的理论源头。中医藏象学理论体系的构建，同样也是在《内经》中最终完成的。关于《内经》的成书年代，历代医家、学者观点分歧很大，至今尚无定论。《黄帝内经》并非一人一时之作，而是由不同时期的医家共同写成的，各篇独立成章，某种程度上带有"论文集"的性质。《内经》中不仅包括战国时代及其以前的医药经验和理论知识，也包括秦汉时期的医药成就，尤其是关于藏象学的内容，明显带有黄老道家与今文经学思想的痕迹，因此《内经》最终整理综合定稿的时间很有可能是在西汉的中后期。

《内经》中藏象学知识丰富而全面，且系统性很强，前后呼应，自成体系，主要包括以下几个方面的内容。

一、《内经》藏象理论体系框架的结构特征

其实在《内经》完成之前，以阴阳五行学说为基础的藏象学理论模型，已经参照经学思想的理论框架建设完成了，但这还只是一个空架子，缺少与医学相关的实际内容。而《内经》最重要的贡献，就是要将医学实践长期积累的各种原始经验与知识（主要是对藏府功能与特性的认识），经过精心选择与改造后，系统地整

合到设计好的理论模型当中，而最终完成藏象学理论体系的构建。

《黄帝内经》中所阐述的藏象学理论，在很大程度上是参照了经学的理论而创建的，以广泛运用五行生克思想为其主要学术特征，故我们可以将之称为"五行藏象体系"。每一个自成系统的理论体系，都应可以寻找到一个处于核心地位的理论范式，这个范式是贯穿于体系内所有理论当中的。五行藏象体系当然也存在这样一个范式，我们可以将之概括为"藏府五行"理论模型。这一理论模

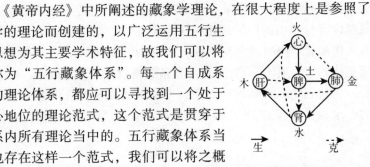

五行藏象模型示意图

型主要包括以下几方面的内容：首先是以五行理论来规范藏府，即五藏六府均分属五行，甚至五藏的数目也是依据五行原则来确定的；其二，五藏平等，循环无端，处于完美和谐状态，并无任何一藏突出；其三，受董仲舒的"天人相应"学说理论影响，五藏六府的运动变化规律与天地五行的变化同步，有时在四时的变化上表现非常明显；其四，五行之间的生克乘侮规律，在五藏之间也同样有效，且广泛运用于各种理论，甚至影响到病机学、治则学等多方面的内容。

二、"藏象"与"藏府"的概念

"藏象"的概念首见于《素问·六节藏象论》，云："帝曰：藏象何如？岐伯曰：心者，生之本，神之变也，其华在面，其充在血脉……""藏"指藏于体内的内脏，包括"五藏""六府"以及其他脏器；"象"，则是表现于外的生理与病理现象，王冰注云："象，谓所见于外，可阅者也。""有诸内，必形于外"是古人普遍认同的观念，内在藏府的生理活动与病理变化一定会在人体外部有所反映，即为藏象。张景岳释之曰："象，形象也，藏居于内，形见于外，故曰藏象。"（《类经·藏象类》）因此，人体外部表象的变化也一定可以客观地反映体内藏府的机能变化，从而可以作为推断藏府病变的依据，故《灵枢·本神》曰："视其外应，以知其内藏，则知其所病矣。"

"象"在中国古人思想观念中占有非常重要的地位，是中国传统思维的基础与核心。总的来讲，由于中国古代缺少形式逻辑的传统，因而中医学的理论形式实际上更接近于西方科学中所谓的"唯象理论"，即力图最大限度地与现象相拟合，而并不特别深究对理论的解释，因为"象"的本身即为真理。近代以来，人们研究藏象学时，多把"藏象"的内容包括"藏"与"象"两个层次，这实际在某种程度上是对古人的误解。在古人的思想中，内藏的"藏"与外显的"象"实为一体，并无分别。人们在谈论"五藏"之时，其实既非指深藏体内的解剖脏器，也非指显露于外的各种表象，而是由两者抽象而出的，更高层的"象"。这里的"象"不仅指现象，而更多的具有意象与法象的含义。因此，与建立在科学实验基础上的西医生理学不同，中医的藏象学理论，除了是古人对人体的认识，其中更包含有某种方法或工具的意味，一方面将临床实践得来的经验与知识系统总结，使之规范化、体系化；另一方面也以"象"作为工具，借以将自身对于医学的经验与体悟传达给后世医家。

"藏"与"府"的概念在先秦时期就已出现，在《内经》中已发展成熟。在古文中"藏"与"府"均有仓库之意，但"藏"偏重于储藏珍贵物品，有储藏或闭藏之意；"府"则通常用于存放较大量的一般物品。据此，古人将体内脏器归为两类，一类是以实体脏器为主，古人认为具有藏蓄精气的作用，即"五藏"；另一类则是以带有空腔的器官为主，其功能大多与传导变化水谷与津液有关，即"六府"。《内经》中对此给出了明确的定义："所谓五藏者，藏精气而不泻也，故满而不能实；六府者，传化物而不藏，故实而不能满也。"（《素问·五藏别论》）　"五藏者，所以藏精神血气魂魄者也；六府者，所以化水谷而行津液者也。"（《灵枢·本藏》）　这种理论，由于其概念明晰，很快为人们接受，并为后世所遵从。

在《内经》以前对藏府的认识其实并不统一，《素问·五藏别论》曰："黄帝问曰：余闻方士，或以脑髓为藏，或以肠胃为藏，或以为府，敢问更相反，皆自谓是，不知其道，愿闻其说。"此充

分说明当时藏府理论的混乱状况。而这其中争议最大的则是"奇恒之府"的问题:

> 脑髓骨脉胆女子胞,此六者地气之所生也,皆藏于阴而象于地,故藏而不泻,名曰奇恒之府。夫胃、大肠、小肠、三焦、膀胱,此五者,天气之所生也,其气象天,故泻而不藏,此受五藏浊气,名曰传化之府,此不能久留,输泻者也。魄门亦为五藏使,水谷不得久藏。(《素问·五藏别论》)

今人论及藏象学时多曰:藏府可分为五藏、六府与奇恒之府三类,此说并没有错,但多少还是有一些误解的。从原文中可以看出,《内经》论"奇恒之府"是与"传化之府"相对而言的,与五藏六府体系还是有所区别的,应当属于另一种独立的藏象理论。后来,由于"六府"与"传化之府"的设置大体相近①,"奇恒之府"理论便很容易地被纳入到藏象学理论体系中来。

《内经》中另有"神藏"和"形藏"之说:

> 帝曰:何谓三部。岐伯曰:有下部,有中部,有上部,部各有三候……故下部之天以候肝,地以候肾,人以候脾胃之气。帝曰:中部之候奈何?岐伯曰:亦有天,亦有地,亦有人。天以候肺,地以候胸中之气,人以候心。帝曰:上部以何候之。岐伯曰:亦有天,亦有地,亦有人,天以候头角之气,地以候口齿之气,人以候耳目之气。三部者,各有天,各有地,各有人。三而成天,三而成地,三而成人,三而三之,合则为九,九分为九野,九野为九藏。故神藏五,形藏四,合为九藏。五藏已败,其色必夭,夭必死矣。(《素问·三部九候论》)

"九藏"说的历史也十分悠久,早在《周礼》一书中就已出现,但"神藏"与"形藏"究竟所指为何,却众说纷纭。后世注家大体分为两派,一派以王冰、张景岳、马莳等为代表,根据以上文字望文生义,认为神藏指肝、心、脾、肺、肾五藏,形藏则指头

---

① 五个传化之府均属于六府之中,只有胆被配给了奇恒之府,这一点区别是很容易被人忽视的,而且后世逐渐发展成熟的"胆为中精之府"理论也很好地弥补了这一瑕疵。

角、口齿、耳目、胸中四个部位；而另一派以张志聪、高士宗为代表，他们认为形藏应为胃、大肠、小肠、膀胱四府，"岂可以头角耳目为形藏乎"。两者比较，张志聪等人明显受"五藏六府"说的影响较大，王冰等人的意见可能更接近原文的意思，这也从另一个侧面说明在西汉时期并存着多种藏府理论的混乱状况。

三、整体观与形神观

　　整体观念是《内经》最重要的主要指导思想。《内经》认为，人体结构的各个部分都不是孤立的，诸如五藏六府与皮、肉、筋、骨、脉等形体组织，以及口、鼻、舌、目、耳、前后阴等五官九窍，都能够相互联系起来，成为一个不可分割的有机整体。以心为例，有心合小肠，开窍于舌（一说在耳），其华在面，其充在血脉等。藏府于身体各组织间以经络为气血运行的通道，表里上下相互串联，而五藏之间又通过生克制化乘侮等关系相互影响，使得人体组成一个不可分割的整体。在健康情况下，人体各藏府、器官、组织相互联系，共同完成人体机能活动；而发生病变的时候，则会相互影响。因而，通过对五官、形体、色脉等外在表现的变化，可以了解到体内藏府的病变，从而对疾病做出诊断。

　　整体观念尤其重视人与自然环境之间的密切联系，由此将"天人相应"的思想引入到医学当中来。《内经》完全接受了今文经学"天人合一"的思想，认为人体是效仿"天"的产物，"人以天地之气生，四时之法成"（《素问·宝命全形论》），"天道"则是决定人体与人生的终极本源和依据。这一思想是《内经》藏象理论的基石，几乎每每谈到藏象学的内容时都要或多或少地与神秘的"天"相联系，借以强化其理论的合理性与权威性。如：

　　故天有精，地有形，天有八纪，地有五里，故能为万物之父母。清阳上天，浊阴归地，是故天地之动静，神明为之纲纪，故能以生长收藏，终而复始。惟贤人上配天以养头，下象地以养足，中傍人事以养五藏。天气通于肺，地气通于嗌，风气通于肝，雷气通于心，谷气通于脾，雨气通于肾。六经为川，肠胃为海，九窍为水注之气。以天地为之阴阳，阳之汗，以天地之雨名之；阳之气，以

天地之疾风名之。暴气象雷，逆气象阳。故治不法天之纪，不用地之理，则灾害至矣。(《素问·阴阳应象大论》)

天有五行，御五位，以生寒暑燥湿风；人有五藏，化五气，以生喜怒思忧恐。(《素问·天元纪大论》)

余闻人之合于天道也。内有五藏，以应五音、五色、五时、五味、五位也；外有六府，以应六律，六律建阴阳诸经而合之十二月、十二辰、十二节、十二经水、十二时、十二经脉者，此五藏六府之所以应天道。(《灵枢·经别》)

《内经》对形神关系也是非常重视的，认为人是形神相依、心身相关的统一体，形与神二者相互依附，不可分割。形为神之宅，神乃形之主，无形则神无以生，无神则形无以活。故《灵枢·天年》中有"神气舍心，魂魄毕具，乃成为人"的说法。

《内经》的形神观在很大程度上带有道家思想的痕迹，尤其是在养生思想上，强调"恬淡虚无""精神内守""积精全神"等，均充分体现了道家养生的理念。由此，中医学认为健康是建立在形神二者和谐统一的基础上的。正如《素问·上古天真论》所说："故能形与神俱，而尽终其天年，度百岁乃去。"而当出现不平衡时，主要是指"神"，即精神意识活动出现问题时，同样会造成形体的虚弱甚至死亡，故有"得神者昌，失神者亡"、"神转不回，回则不转"等说法。同样，人之衰老亦是形与神离的结果："百岁，五藏皆虚，神气皆去，形骸独居而终矣。"(《灵枢·天年》)

在《内经》中"神"不仅是人的一般思维意识与精神状态的概括，更是人体不可或缺的一个重要功能，"神"的活动是在心藏中完成的，故有"心藏神"之说。《素问·灵兰秘典论》云"心者，五藏六府之大主也，精神之所舍也"，"主明则下安……主不明则十二官危"。正是因为心藏是"神"的居所，心也由此获得了"五藏六府之大主"的地位，而神志昌明则直接决定五藏六府生理功能的正常发挥，也是人类保持健康的关键所在。这一思想早在先秦时代就已出现了萌芽，在《内经》中则正式引入了"神"的概念，将此思想系统化、理论化，为心凌驾于其余四藏之上找到了最终的理论依据。

四、解剖学知识的积累

我国的解剖学发源较早，最初应当是源于杀牲祭献，对动物的解剖并进一步比附于人体，显然是对于人体结构认识的一个重要来源，而残酷的战争与人祭、人殉等，也同样对人体解剖学知识的积累起到了一定的促进作用。在中国古代，人体解剖学是相当发达的，《史记·扁鹊仓公列传》中记载上古名医俞跗"治病不以汤液醴洒，镵石挢引，案扤毒熨，一拨见病之应，因五藏之输，乃割皮解肌，诀脉结筋，搦髓脑，揲荒爪幕，湔浣肠胃，漱涤五藏，练精易形"。俞跗之事虽已无可考，但这段记载反映了古代医学却有实施外科手术的记录，若没有精确的解剖学知识，这是不可能做到的。

在《内经》中已经有了有意识的人体解剖活动。《灵枢·经水》载："若夫八尺之士，皮肉在此，外可度量切循而得之，其死可解剖而视之，其藏之坚脆，府之大小，谷之多少，脉之长短，血之清浊，气之多少……皆有大数。"这说明人体解剖是按照一定的要求有计划进行的。在《灵枢·肠胃》对人体消化道的各个部分，包括唇、口、舌、咽、胃、回肠（即小肠）、广肠（即大肠）的位置、长度、广度、重量、形状、递接关系等，一一具体描述与度量，而且这些记载还是相当准确的，如大小肠长度与食管长度的比例为 35：1，这与现代解剖学测量的 37：1 基本吻合。这也充分说明我国早期医学中的解剖学是非常发达的。

中医对于藏府的认识同样也是以解剖学为基础发展起来的，五藏六府均是由解剖中发现的脏器进行归类。《内经》中有大量的关于诸藏解剖的记载，如论心的位置："五藏六府，心为之主，缺盆为之道，骷骨有余，以候髑骬"（《灵枢·师传》）；论肺的位置则曰："肺者，五藏六府之盖也"（《灵枢·九针论》）；论脾胃关系则有："脾与胃以膜相连"（《素问·太阴阳明论》），这些认识都是建立在解剖学知识基础上的。现代中医学通常认为五藏是五大功能系统，但这是后人的认识，在早期医学中，五藏与六府都是指的实体器官，而后将人体各种基本的生理功能分类，分别比附在诸藏之下。在古人的心目中，形而上的"道"最为重要，人体结构的解剖知识只是形而下的"器"的层次，无需过多关心。体内的藏与表现在外的象是一体的，形态与功能之间并无严格区分之必要。因此古代中医解剖学虽然非常发达，但却始终无法进入医学的主流。

五、藏府与阴阳五行

在两汉时期，以阴阳五行学说为理论基础的经学是当时的显学，《内经》将阴阳五行理论系统引入到医学领域内，成为中医分析人体生理功能、病理变化，以及指导临床诊断和治疗的重要理论基础。中医学通过阴阳五行学说建立起人体正常生理活动的理论模型，人体通过阴阳五行相互依存与制约的和谐统一，而最终达到人体的健康。阴阳五行学与藏府理论的神秘化结合，是经学思想参与医学理论创造的具体体现，也是构成《内经》经络学、藏象学理论体系的框架，对藏象学理论体系的构建，具有非常重要的意义。

阴阳五行学说包括阴阳与五行两方面的内容，其中五行学说对构建藏象学理论体系的影响更大。《内经》认为，虽然五藏六府都各自有其独特的生理功能，但在机体的生命活动中，藏、府及各器官、组织、形体诸窍之间，是相互结合、相互协调的。藏象学以五藏为主体，运用五行理论的组织原则，将六府、五体、五官、九窍、四肢百骸等联系成有机的整体。五藏则代表着人体的五个系统，人体的所有组织、器官都可以包括在这五个系统之中。《内经》将五行与五藏相匹配：以木配肝、火配心、土配脾、金配肺、水配肾，而其他如六府、五体、五窍、五华、五志、五声等人体组织器官与生理功能同样依次匹配。五行的相生相克关系也同样体现在人体功能活动上，五藏之间相互制约，若某一藏出现病变，五行中的一行太过或不及，则就会使制约超过正常限度，而导致其他藏府的疾病，同样通过对其他藏府的调整也可以起到对病变藏府的调整治疗作用，这一思想在《内经》中则体现为"亢则害，承乃至"，及"虚者补其母，实则泻其子"等治疗原则。不仅如此，中医还认为人与自然界保持着高度的统一性，藏象学又运用五行学说将自然界的方位、季节、气候等与人体五藏功能系统密切联系，勾画了一个内外相应的整体藏府模式。《内经》通过五行归类，运用五行学说来推求人体藏府之间、藏府与生命之间以及藏府与体外自然界的同类相应、五行生克和相生关系。中医基于"天人相应"的观念，认为可以通过天地五行之气的盛衰变化来推知人体五藏之气的盛衰变化，从而对疾病的发生与变化趋势做出相应的判断。由此形成了相应的生理、病因、病机、诊断、治疗、养生等理论。

东方生风，风生木，木生酸，酸生肝，肝生筋，筋生心，肝主目。其在天为玄，在人为道，在地为化。化生五味，道生智，玄生神，神在天为风，在地为木，在体为筋，在藏为肝，在色为苍，在音为角，在声为呼，在变动为握，在窍为目，在味为酸，在志为怒。怒伤肝，悲胜怒；风伤筋，燥胜风；酸伤筋，辛胜酸。

南方生热，热生火，火生苦，苦生心，心生血，血生脾，心主舌。其在天为热，在地为火，在体为脉，在藏为心，在色为赤，在音为徵，在声为笑，在变动为忧，在窍为舌，在味为苦，在志为喜。喜伤心，恐胜喜；热伤气，寒胜热，苦伤气，咸胜苦。

中央生湿，湿生土，土生甘，甘生脾，脾生肉，肉生肺，脾主口。其在天为湿，在地为土，在体为肉，在藏为脾，在色为黄，在音为宫，在声为歌，在变动为哕，在窍为口，在味为甘，在志为思。思伤脾，怒胜思；湿伤肉，风胜湿；甘伤肉，酸胜甘。

西方生燥，燥生金，金生辛，辛生肺，肺生皮毛，皮毛生肾，肺主鼻。其在天为燥，在地为金，在体为皮毛，在藏为肺，在色为白，在音为商，在声为哭，在变动为咳，在窍为鼻，在味为辛，在志为忧。忧伤肺，喜胜忧；热伤皮毛，寒胜热；辛伤皮毛，苦胜辛。

北方生寒，寒生水，水生咸，咸生肾，肾生骨髓，髓生肝，肾主耳。其在天为寒，在地为水，在体为骨，在藏为肾，在色为黑，在音为羽，在声为呻，在变动为栗，在窍为耳，在味为咸，在志为恐。恐伤肾，思胜恐；寒伤血，燥胜寒；咸伤血，甘胜咸。（《素问·阴阳应象大论》）

"四时五藏阴阳"理论是《内经》藏象学的主体与核心内容。

阴阳学说与五行学说的神秘化结合始于战国末年的邹衍，在《吕氏春秋》中则开创了一种新的模式，即以四季与五方的结合为基础纳入五行，依照春生、夏长、秋收、冬藏大思路，将天象、物候等各种思想、知识与技术纳入到统一的理论模型中来。这一思路在秦汉之际成为普遍通行的范式，《淮南子》《春秋繁露》《白虎通义》等重要著作无一例外地都采用同样的方法来构建自己的理论体系。在这样的学术环境中，《内经》自然也不例外，阴阳、五行通过四时（加入长夏则为五季）而与五藏结合①，成为当然的选择。概括起来这一理论模型主要包括以下几个方面的内容：首先，是以五行理论来规范藏府，即五藏六府均分属五行，而五行与五季相结合，又使人体的五藏与自然界的天象、物候变化联系在一起，实现了"天"与"人"的完美结合；其次，五行与五季为五藏生理功能与特性的归纳起到了重要的导向作用，并提供了保证其合理性的终极依据，五行思想的引入，使体现功能的"象"提高到理论的中心地位，而实际的解剖结构则被模糊化了；第三，五藏六府的运动变化规律与天地五行的变化同步，尤其是在四时的变化上表现非常明显，人需要调整自己以顺应自然界的变化，否则就会出现病变，这也是"天人相应"思想在医学上的具体表现；第四，与自然界的四季循环相似，五藏间也同样是平等的，循环无端，处于完美和谐状态，并无任何一藏突出，虽有"心为五藏六府大主"之说，但实际上这在"四时五藏阴阳"理论中没有丝毫的体现。以上几点构成《内经》藏象学体系的核心观念，甚至一直到两宋时期，始终处于中医理论的主流与中心地位。

五行之间的生克乘侮规律，在五藏之间也同样有效，且广泛运用于各种理论，甚至影响到病机学、治则学等多方面的内容。《内经》中运用五行相克的理论较多，主要用于解释疾病的发生与传

---

① 《内经》中亦有五藏配四季之说，如《素问·太阴阳明论》曰："脾不主时何也？岐伯曰：脾者土也，治中央，常以四时长四藏，各十八日寄治，不得独主于时也。脾藏者常著胃土之精也，土者生万物而法天地，故上下至头足，不得主时也。"将土寄治于四季之末的方法，在古代的方技、数术中较为流行，在医学中则并不占主流地位。

变规律，而"乘"和"侮"也是五行相克理论的特殊形态。然而，我们还是能够找到一些有关五行相生的内容：

东方生风，风生木，木生酸，酸生肝，肝生筋，筋生心，肝主目。……南方生热，热生火，火生苦，苦生心，心生血，血生脾，心主舌。……中央生湿，湿生土，土生甘，甘生脾，脾生肉，肉生肺，脾主口。……西方生燥，燥生金，金生辛，辛生肺，肺生皮毛，皮毛生肾，肺主鼻。……北方生寒，寒生水，水生咸，咸生肾，肾生骨髓，髓生肝，肾主耳。（《素问·阴阳应象大论》）

五藏受气于其所生，传之于其所胜，气舍于其所生，死于其所不胜。病之且死，必先传行至其所不胜，病乃死。此言气之逆行也，故死。肝受气于心，传之于脾，气舍于肾，至肺而死。心受气于脾，传之于肺，气舍于肝，至肾而死。脾受气于肺，传之于肾，气舍于心，至肝而死。肺受气于肾，传之于肝，气舍于脾，至心而死。肾受气于肝，传之于心，气舍于肺，至脾而死。此皆逆死也。（《素问·玉机真藏论》）

众所周知，早期五行学说只有相克的理论，五行相生说始于董仲舒。《内经》中出现五行相生之说，这也为《内经》最终成书定稿于西汉中后期提供一侧面之佐证，亦可证明其藏象理论确受董仲舒经学思想的影响。

《内经》中"肝生于左，肺藏于右"的理论是中医学上的一大悬案。《素问·刺禁论》曰："藏有要害，不可不察。肝生于左，肺藏于右，心部于表，肾治于里，脾为之使，胃为之市。"通常认为，这是《内经》对藏府解剖部位的一种描述。明代王肯堂《证治准绳》在解释建中汤方义时说："《内经》曰：肝生于左，肺生于右，心位在上，肾处在下，左右上下，四藏居焉。脾者土也，应中央，处四藏之中州，治中焦，生育荣卫，通行津液。"显然，这样的说法与现代解剖学理论不符，是一个明显的错误。古代的解剖学很发达，犯下如此低级的错误，真令人感到不可思议。另一派医家认为，此说指的并非肝肺两藏，而是从四时五藏阴阳的观念出发，将其看作对肝肺生理特性的判断，王冰在《素问》注中说："肝象木，王于春，春阳发生，故生于左也。肺象金，王于秋，秋

阴收杀，故藏于右也。"这一解释应该是符合《内经》原意的。在
汉代，追求涵盖一切宇宙与社会结构的普适性理论解释，是这个时
代主流的思想方法，而阴阳五行的神秘化结合则为此提供了完美的
结构框架。因此，在这样的大背景下，一切事物都向着符号化的方
向转变，肝不再是肝，肺也不再是肺，而分别代表了隐藏在其后的
一大串功能系统，以及通过五行归类而得出的特性。如此，这样的
问题就很好解释了，古人观念以南为上北为下，左东右西，肝在五
行中属木，代表东方，当时应该在左边；肺在五行中属金，代表西
方，当然应该在右边。在汉人心中肝、木、春、东等等都是一体
的，无分彼此，都是五行中"木"在不同方面表现出来的"象"。
而医家只要把握住这样的"象"就足够了，至于脏器实体的解剖
位置，那只是细枝末节，无足轻重。

　　阴阳学说在藏象学中同样占有不可替代的地位。《内经》认
为，世界上任何相互关联的事物与现象，都可以用阴阳来概括。就
人体本身来说，背为阳，腹为阴；表为阳，里为阴；六府为阳，五
藏为阴；气为阳，血为阴。就病证来说则有热为阳，寒为阴；实为
阳，虚为阴。病机上则有"重阳必阴""重阴必阳"。健康时曰：
总之"阴阳者，天地之道也，万物之纲纪，变化之父母，生杀之
本始，神明之府也"。是天地万物之至理。

　　《内经》中阴阳的概念颇为复杂，在不同的地方有着不同的含
义与用法，归纳起来主要有以下几个方面的内容：其一，阴阳是无
形之气与有形之质的抽象表述，如气与血、卫与营、藏与府、清与
浊、阳气与阴精等；其二，阴阳代表了事物不同的特性，包括寒
热、水火、虚实、上下等；其三，阴阳是对形神关系的代称，如阴
平阳秘，精神乃治，阴阳离决，精气乃绝；其四，则是通过"四
时"的概念与五行联系在一起，如"春夏养阳，秋冬养阴"等。
四种用法交错使用，其中第一种最为重要，后世无数重要的思想都
是以此为基础发展起来的。

　　关于藏府的阴阳属性，《内经》中也有所论及，但比较藏府的
五行属性来说，阴阳属性的划分就显得比较粗糙了。《内经》中首
先藏府区分阴阳："言人身之藏府中阴阳。则藏者为阴，府者为

阳。肝心脾肺肾五藏，皆为阴。胆胃大肠小肠膀胱三焦六府，皆为阳。"（《素问·金匮真言论》）　这一理论又与手足三阴三阳十二经脉学说相结合，构成了经络学说的主体框架。具体到五藏的范围之内，《内经》同样也对诸藏区分了阴阳属性，有"二阳三阴""一水二火""牝牡藏"等多种学说：

> 故背为阳，阳中之阳，心也；背为阳，阳中之阴，肺也；腹为阴，阴中之阴，肾也；腹为阴，阴中之阳，肝也；腹为阴，阴中之至阴，脾也。（《素问·生气通天论》）

> 是人者，素肾气胜，以水为事；太阳气衰，肾脂枯不长；一水不能胜两火，肾者水也，而生于骨，肾不生，则髓不能满，故寒甚至骨也。所以不能冻栗者，肝一阳也，心二阳也，肾孤藏也，一水不能胜二火，故不能冻栗，病名曰骨痹，是人当挛节也。（《素问·逆调论》）

> 肝为牡藏，其色青，其时春，其日甲乙，其音角，其味酸。心为牡藏，其色赤，其时夏，其日丙丁，其音徵，其味苦。脾为牝藏，其色黄，其时长夏，其日戊己，其音宫，其味甘。肺为牝藏，其色白，其时秋，其日庚辛，其音商，其味辛。肾为牝藏，其色黑，其时冬，其日壬癸，其音羽，其味咸。是为五变。（《素问·顺气一日分为四时》）

这三种学说虽然各不相同，但都有一个特点，即只在五藏之间区分阴阳，只有肾水而无肾阳，有心火而无心阴，只是一种特定的解释，并无多少实用价值；而真正在一藏之内区分阴阳（如心阴、心阳，肾阴、肾阳之类），并将之与盛衰虚实结合起来运用到临床中的，则始于金元，直至明清之后才广为流行。

六、藏府的生理功能与特性

藏府的生理功能与特性，是中医藏象学中最为重要的内容，参照经学思想建设完成的藏象学理论框架，只有在与医学实践中总结的藏府功能与特性相结合后，才能真正成为医学的理论，否则只能停留在哲学玄思的层次。而在这两者间的最终结合，正是在《内经》中才最终实现的。

（一）《内经》对藏府功能与特性的描述

我们今人总结的各藏府生理功能与特性，在《内经》中基本都能找到其渊源，但其内容大多较为零散，未经很好地归纳与总结。

心的功能一般被归纳为主血脉与主神志两个方面，在《内经》中都有大量的论述。《素问·痿论》云："心主身之血脉"；《素问·六节藏象论》曰："心者，其充在血脉"；《素问·五藏生成篇》曰："诸血者，皆属于心"。这些内容都是心主血脉理论的最早表述。心主神志理论在先秦时代就已经出现，在《内经》中则进一步发展成熟。《素问·灵兰秘典论》曰："心者，君主之官也，神明出焉"；《灵枢·邪客》曰："心者，五藏六府之大主，精神之所舍也"。将心主神明理论与心在诸藏中的统治地位相结合起来，使理论更具合理性与说服力。

在现今我们使用的教材中，对"心主血脉"的功能是这样解释的："全身的血，都在脉中运行，依赖于心藏的搏动而输送到全身，发挥其濡养作用。"① 在此，我们多少是有一些误解的。实际上在古人的头脑中，并没有认识到心脏的搏动，心藏与其他诸藏相类，是静止不动的。至于心尖搏动现象，古称"虚里"脉，是胃中水谷精气上注胸中而成宗气所致。《素问·平人气象论》曰："胃之大络，名曰虚里，贯鬲络肺，出于左乳下，其动应衣，脉宗气也。盛喘数绝者，则病在中；结而横，有积矣；绝不至曰死。乳之下其动应衣，宗气泄也。"中医对心藏不跳的误解始终没有改变，直至清代王清任胸为"血府"的理论中，仍未认识到心脏搏动的问题。这从现代解剖学的角度看肯定是个很严重的错误，然而在古人的医学理论中就是如此，这与古人的思维方式有关，对藏府功能的认识是靠以"象"测"藏"，治疗时针对的病机、证候也同样是从"象"来认识与界定的，"藏府"最初确实是具有解剖结构

---

① 五版教材《中医基础理论》，第29页，上海科学技术出版社，1984年5月第一版。

的实体器官，但到后来则逐渐演变为一组功能的集合，有着符号化的倾向，解剖学知识也日益被忽视，因此"其动应衣"的"虚里"脉究竟是"心"在搏动还是胃大络在输出宗气，这在中医看来其实并无太多深入探究的必要。

肺藏最基本的功能是主气司呼吸，在《内经》中有很深的认识。《灵枢·五味》云："其大气之抟而不行者，积于胸中，命曰气海，出于肺，循咽喉，故呼则出，吸则入。"直指肺为主呼吸运动的器官，为清气与浊气交换之所。肺司呼吸是通过宗气来实现的，《灵枢·邪客》曰："故宗气积于胸中，出于喉咙，以贯心脉，而行呼吸焉。"由肺司呼吸的功能进一步引申出"肺主气"的理论，"诸气者，皆属于肺"（《素问·五藏生成论》），"肺者气之本"（《素问·六节藏象论》），"肺藏气"（《素问·调经论》）。这一理论应该是从肺与宗气的关系发展出来的，但已不限于宗气的范围，而扩展到对全身气机的协调管理作用。

肺的宣发功能与肺主气有关。《内经》认为肺参与诸气的生成，胃中之水谷精气需上注肺藏与肺所吸入之"天气"结合，才能化为营、卫、宗气等人体诸气，"言水谷皆入于胃，其精气上注于肺"（《灵枢·小针解》），"天气通于肺"（《素问·阴阳应象大论》），"真气者，所受于天，与谷气并而充身也"（《素问·刺节真邪》）。因此，水谷精气在肺藏合成为诸气后，输布全身。《灵枢·营卫生会》曰："人受气于谷，谷入于胃，以传与肺，五藏六府皆以受气，其清者为营，浊者为卫。"此即为肺主宣发的最初涵义。肺主肃降的功能在《内经》中并无明确表述，但肺五行属金，肺气肃降应当是从"金"行的特性推导而来，其"肺藏于右"之说也隐含了肺主肃降之意。

肺朝百脉也与肺主气功能有关，《素问·经脉别论》云："食气入胃，浊气归心，淫精于脉，脉气流经，经气归于肺，肺朝百脉，输精于皮毛。"此为营气在肺内生成后随血液输布全身的过程，"朝"有朝向、汇聚之意，诸脉的血液均需流经肺藏，方可获得营气滋养全身，故曰"肺朝百脉"。肺主治节则出自《素问·灵兰秘典论》，云："肺为相傅之官，治节出焉。""相傅"辅佐君主，为百官之长，其最初原意可能是辅心行血，调畅气机，但也隐含有辖制其余诸藏的意味。《类经·藏象类》注曰："肺主气，气调则应为藏府无所不治，故曰治节出焉。"《内经知要·藏象》曰："肺主气，气调则藏府诸官听其节制，无所不治，故曰治节出焉。"

脾藏的功能在《内经》中主要是主运化。运，指转运输送；化，指消化吸收。故"脾主运化"实际上可以分为"运"和"化"两个部分。在《内经》中，脾主"化"大多是和胃联系在一起的，《素问·灵兰秘典论》曰："脾胃者，仓廪之官，五味出焉。"但多数情况下，《内经》将消化功能还是多归于胃的。《内经》对脾的健运功能非常重视，《素问·太阴阳明论》曰："四支皆禀气于胃，而不得至经，必因于脾，乃得禀也。今脾病不能为胃行其津液，四支不得禀水谷气，气日以衰，脉道不利，筋骨肌肉，皆无气以生，故不用焉。"饮食水谷经胃消化后得到的精微物质，须经脾的健运方可达到全身。《素问·经脉别论》也有"脾气散精"之说。《素问·玉机真藏论》曰："脾为孤藏，中央土，以灌四傍。"《素问·太阴阳明论》曰："脾与胃以膜相连耳，而能为之行其津液。"这些都是对脾主健运功能的认识。脾主升清的功能与脾主健运关系非常密切，肺主气，朝百脉，因此脾健运的第一个对象就是肺，故《素问·经脉别论》曰："饮入于胃，游溢精气，上输于脾。脾气散精，上归于肺，通调水道，下输膀胱。"此为脾主升清说最早的理论渊源。

在《内经》中，对肝藏最重视的是其"藏血"的功能，《素问·调经论》曰"肝藏血"，《灵枢·本神》曰"肝藏血，血舍魂"。这一理论应该是从解剖学获得的认识，在人体内脏中，肝的血供最为丰富，全身约有四分之一的血量是流向肝脏的，古人杀牲献祭时恐怕对肝的这个特点印象非常深刻，故有"肝藏血"之说。肝藏血的功能又与人的睡眠有关，《素问·五藏生成篇》曰："人卧血归于肝。"王冰对此注释："肝藏血，心行之，人动则血运于诸经，人静则血归于肝藏，何者，肝主血海故也。"此外，《内经》还有"肝藏魂"之说，"肝藏血，血舍魂"（《灵枢·本神》），虽同为五藏所藏，但后世发挥较多，仅次于"心藏神"，而远多于魄、意、志三者，这说明古人已经认识到人的阴血不足与精神状态异常有着很大的关系。

肾的功能，大多与其"水藏"的属性有关。肾的功能首先体现在"肾主水"上，《素问·上古天真论》有"肾者主水"之说。《素问·逆调论》曰："肾者水藏，主津液。"肾对体内津液的输布与排泄起着极为重要的调节作用，若失调则导致小便代谢障碍而引起水肿等病理现象。《素问·水热穴论》曰："肾者，胃之关也，关门不利，故聚水而从其类也，上下溢于皮肤，故为胕肿。胕肿者，聚水而生病也。"将肾比作调节胃府所产生津液的关闸，确是非常形象的比喻。

肾藏精、主生殖的功能也同样与肾五行属水有关。四季之中冬季属水，主闭藏，因而肾应冬而"受五藏六府之精而藏之"（《素问·上古天真论》）。《素问·六节藏象论》曰："肾者主蛰，封藏之本，精之处也。"古人认为，"精"是构成人体最基本的成分，也是胚胎发育的最原始物质，故《素问·金匮真言论》曰："夫精者，生之本也。"《灵枢·本神》曰："生之来，谓之精。"因此，人体生殖功能有赖于肾的功能正常。"天一生水"，水生万物，这是秦汉时期人们普遍相信的观念，肾主生殖的功能也是从这里获得的灵感。

肾主生长发育的功能也是从肾藏精引申出来的，并且为了更好地说明，又创造了一个"天癸"的概念：

帝曰：人年老而无子者，材力尽邪，将天数然也。岐伯曰：女子七岁，肾气盛，齿更发长；二七而天癸至，任脉通，太冲脉盛，月事以时下，故有子；三七，肾气平均，故真牙生而长极；四七，筋骨坚，发长极，身体盛壮；五七，阳明脉衰，面始焦，发始堕；六七，三阳脉衰于上，面皆焦，发始白；七七，任脉虚，太冲脉衰少，天癸竭，地道不通，故形坏而无子也。丈夫八岁，肾气实，发长齿更；二八，肾气盛，天癸至，精气溢写，阴阳和，故能有子；三八，肾气平均，筋骨劲强，故真牙生而长极；四八，筋骨隆盛，肌肉满壮；五八，肾气衰，发堕齿槁；六八，阳气衰竭于上，面焦，发鬓颁白；七八，肝气衰，筋不能动，天癸竭，精少，肾藏衰，形体皆极；八八，则齿发去。肾者主水，受五藏六府之精而藏之，故五藏盛，乃能泻。今五藏皆衰，筋骨解堕，天癸尽矣。故发鬓白，身体重，行步不正，而无子耳。(《素问·上古天真论》)

"天癸"这个词明显是受到阴阳五行理论的影响，因为十天干五行配属中"癸"属阴水，正好符合肾的属性，故《内经》以此作为肾中所藏精气的代称，以此说明肾在生长发育中的重要作用，后世"肾阴""先天之精"的概念亦都是据此而发展起来的。此外，《内经》在此还提出了一个"七七八八"的人体生命周期说，这虽然有着哲学思辨的痕迹，但若无细致的观察与长期经验积累，是绝难描述得如此精妙准确，对后世的临床与养生实践有着不可低估的影响。

《内经》对六府功能的记述也是非常详尽的。胆为六府之首，又隶属于奇恒之府。但《内经》论述胆的功能却相当含糊，《灵枢·本输》有"胆者中精之府"之说，乃胆藏胆汁的最早记载，这应该是来源于解剖学的知识。对于胆汁《内经》也有很多的记载，如"胆咳之状，咳呕胆汁"(《素问·咳论》)，然而对其功能，中医却始终没能搞明白，只是模模糊糊地感觉到其与肝藏有关，"五十岁，肝气始衰，肝叶始薄，胆汁始减，目始不明"(《灵枢·天年》)，胆汁的增减与肝气的盛衰是密切相关的，但具体有什么功能却被含糊带过。《素问·灵兰秘典论》还提到了胆的另一功能："胆者，中正之官，决断出焉。"但由于缺乏详尽系统的论述，究竟何为"主决断"，后世众说纷纭，其理论之来源也难以臆测，或许民间所谓"胆子"之大小即与此"主决断"的功能有关。

六府其中最为重要的首推是胃。胃的主要功能是主受纳，因此，胃又有"太仓""水谷之海"等称。《灵枢·玉版》说："人之所受气者，谷也；谷之所注者，胃也；胃者，水谷气血之海也。"除受纳外，胃还有腐熟水谷的功能，即将食物初步消化，使水谷化为精气，在脾的运化功能配合下，化生气血津液以供养全身，其重要性不下五藏。《素问·玉机真藏论》曰："五藏者，皆禀气于胃；胃者，五藏之本也。"在《内经》中消化水谷的功能主要是由胃来完成的。《素问·经脉别论》云："食气入胃，浊气归心，淫精于脉……"但到了后世，胃的功能逐渐偏向于收纳与通降的功能，腐熟水谷的功能则日益局限于将食物初步消化形成食糜，进一步消化而化为精气的功能，则逐步转移到"脾主运化"的功能中来。

小肠主受盛与化物，大肠主传化糟粕。二者均出自《素问·灵兰秘典论》，曰："大肠者，传道之官，变化出焉；小肠者，受盛之官，化物出焉。"与胃主受纳一样，都是在描述食物通过消化道的一个过程，在《灵枢·平人绝谷》中对此有一非常形象的描述："平人则不然，胃满则肠虚，肠满则胃虚，更虚更满，故气得上下，五藏安定，血脉和利，精神乃居。"后人又将此生理活动的正常与否责之于胃，总结为"胃主通降"的功能。

膀胱是贮尿与排尿的器官，《内经》称之为"津液之府"（《灵枢·本输》），《素问·灵兰秘典论》曰："膀胱者，州都之官，津液藏焉，气化则能出矣。"气化是膀胱的一个重要功能，小便的排出有赖于气化功能正常。

三焦的作用在《内经》中还是非常单纯的，主要分为两个方面：其一是起到水液运行通道的作用，即《素问·经脉别论》中所说的"通调水道，下输膀胱"。《素问·灵兰秘典论》曰："三焦者，决渎之官，水道出焉。"《灵枢·本输》曰："三焦者，中渎之府也，水道出焉。"其二是水谷精微转化为气血津液的通道。《灵枢·营卫生会》曰："营出于中焦，卫出于下焦。""中焦亦并胃中，出上焦之后，此所受气者……乃化而为血。"但三焦虽与膀胱同属于肾①，而其体积较大，位置特殊，故又有"孤府"之称，在六府中处于非常独特的地位，在后世被赋予了很多重要而独特的功

---

① 关于三焦的藏府相合问题，《内经》中有三种不同的说法。其一，见《灵枢·本藏》，云："肾合三焦膀胱，三焦膀胱者，腠理毫毛其应。"认为三焦与肾相合，此说最为正统，此后隋唐两宋诸书皆从此说。其二，见《灵枢·本输》，云："三焦者，中渎之府也，水道出焉，属膀胱，是孤之府也。是六府之所与合者。"认为三焦为孤府，无所合之藏，但此说仍有"属膀胱"之语，可知其仍属前说演变而来。这一理论早期并不受重视，但自金元后，藏象学的理论范式出现重大转变，此说地位逐渐提升，至明清，已成为主流意见。其三，则源于经络藏府相关理论，在十二经脉中，手少阳三焦经与手厥阴心包经相对，故三焦对应心包。但心包本身并非一藏，其作用也仅限于解释经络，因而此说也并没有得到普遍承认。

能，如通行元（原）气、生成相火等。

除了以上提到的外，五藏的在志、在液、在体、开窍等的五行归类系统，也是藏府功能的重要组成部分。通过五行理论对藏府、形体与生理功能的系统归纳，将五藏与全身上下内外联系成为一个整体，其藏府的功能与其盛衰状况才能表现为外在的"象"，这是中医藏象学理论的一个基本思路。

五藏气：心主噫，肺主咳，肝主语，脾主吞，肾主欠。六府气：胆为怒，胃为气逆哕，大肠小肠为泄，膀胱不约为遗溺，下焦溢为水。五味：酸入肝，辛入肺，苦入心，甘入脾，咸入肾，淡入胃，是谓五味。五并：精气并肝则忧，并心则喜，并肺则悲；并肾则恐，并脾则畏，是谓五精之气并于藏也。五恶：肝恶风，心恶热，肺恶寒，肾恶燥，脾恶湿，此五藏气所恶也。五液：心主汗，肝主泣，肺主涕，肾主唾，脾主涎，此五液所出也。……五藏：心藏神，肺藏魄，肝藏魂，脾藏意，肾藏精志也。五主：心主脉，肺主皮，肝主筋，脾主肌，肾主骨。（《灵枢·九针论》）

（二）对藏府功能认识的来源与构建方法

古人对藏府生理功能与特性的认识，其来源非常复杂，而且古人写书尚简约，大多只记录结果，不描述推理过程，我们今人已很难了解这些理论的具体来源了，只能在尽可能合理的范围内，进行一定的猜测。

有一些功能来源于先秦时流传下来的认识，这其中最重要的就是"心主神明"理论，这是中医最早认识到的藏府功能。另一些功能显然是解剖学带来的直观认识，如心主血脉，解剖可以很容易地发现心脏与大血管相连，血液在血管中流动，因而血脉就归心来管辖。其余如肺司呼吸、肝藏血、胃主受纳等，这些解剖学的认识通常只是创建理论的灵感来源，这通常总是要经过归纳、转换、引申等改造过程而最终定型。如肺主气的功能，这显然是以肺司呼吸的功能为认识基础的，然而若仅只解剖学的发现，则只能认识到"肺主呼吸之气"或"肺主胸中之气"，若将之推广到肺主全身之气，"诸气者，皆属于肺"（《素问·五藏生成论》），则仅凭解剖学知识是不够的，这需要从临床实践的积累获得经验①，并且也有一定的思辨成分参与其中。

　　临床实践的发现是认识藏府功能的第三个来源，古代医生们经过长时间的医疗实践活动，认识到一些重要的藏府功能，并将其依次归纳到五藏系统之中。那么古人究竟是怎样通过临床实践认识的呢？主要是通过外在的"象"来反推内在的"藏"的。《素问·玉机真藏论》曰："善者不可得见，恶者可见。"这是反推人体藏府功能的重要方法，正常的生理功能是很难被人们注意到的，然而一旦发生病变，受到影响的部分生理功能就立刻凸现出来了。这种方法在《内经》中非常重要，《内经》中对很多藏象学理论并没有进行很好的归纳，但后世医家归纳的藏府功能在《内经》中均能找到其渊源，只是其在《内经》中并不表现为藏象理论，而以症状、病机、治则等理论形式出现，这些内容被抽提出来，经过理论思辨改造后，归纳为藏象学的理论形式而被纳入到藏象理论中。如《素问·藏气法时论》曰："肾病者……喘咳……"《素问·逆调论》曰："肾者水藏……主卧与喘也。"《灵枢·经脉》曰："肾，足少阳之脉……是动则……喝喝而喘。"这些都是对肾病与喘相关的认识，这是临床实践得来的经验，在后世则与肾主闭藏的理论结合，被总结为"肾主纳气"的藏象理论。与此相类，肝主疏泄的功能在《内经》中也并无明确记载，但在病机与治则中却可找到其根源。《素问·生气通天论》曰："阳气者，大怒而形气绝，而血菀于上，使人薄厥。"《素问·六元正纪大论》曰："木郁达之。"《素问·宝命全形论》曰："土得木而达。""木"与"怒"均归属于肝，后世肝主疏泄之说就是从此发展而来。

　　讨论至此，还有一个重要的问题没有解决，即这些看似各自独立的功能是如何被整合在同一个体系之中的？正如前文第四章所

---

①　《素问·通评虚实论》曰："气虚者，肺虚也。"这说明《内经》已经有了肺虚导致气虚的病理观察。那么究竟是先有"肺主一身之气"的藏象理论，还是先有肺虚导致气虚的病机理论呢？这是很难回答的，很可能与先有蛋还是先有鸡的问题一样，两者是相伴而生的。

述，"象"思维作为中国（中医）原创思维方式的核心，在中医藏象学理论体系构建的过程中，起到了不可替代的关键性作用。中医藏象学理论体系的基本框架，是参照阴阳五行学说建立的；对于各藏府基本功能与特性的内容，则大多来自临床实践经验的总结与提炼；而"象"则成为连通两者的中介，来源于哲学理论的先验框架与来源于临床实践的医学经验，均被抽象为"象"的形式，再经思辨方法改造为适合中医学的理论形式，使得两者很轻易地就被统一在同一个藏象学理论之下。在这个理论体系中，"象"成为理论的中心，解剖实体的"藏"被彻底地边缘化，实践经验的总结，人体功能则被转换了形式后隐藏在后台。早在先秦时期，就已经有了将哲学框架与医学经验相互融合，从而构建人体生命理论的尝试，但正是《内经》最终完成这一工作，从而初步构建了中医藏象学理论体系。

七、经络与藏府

有关经络与藏府的联系，最晚在西汉初期就已经出现了萌芽，如在长沙马王堆出土的《阴阳十一脉灸经》中就有"太阴脉，是胃脉也"、"臂巨阴脉……入心中"等。《史记·扁鹊仓公列传》载淳于意诊籍也中有"所以后三日而当狂者，肝一络连属结绝乳下阳明，故络绝，开阳明脉，阳明脉伤，即当狂走"之说，将肝与阳明脉联系在一起。但这些内容虽零散而不系统，且经络与藏府的配属也与后世通行的不同，但无疑两者相关的思想已经出现了。

经络包括十二经脉、十二经别、十二经筋、十二皮部、奇经八脉、十五别络、孙络、浮络等内容，其中最重要的是十二经脉和奇经八脉。经络藏府相关理论是《内经》经络学说的一项重要内容，有大量的阐述。《内经》认为，经络运行全身气血，内部隶属于藏府，外部分布于躯体，是联络藏府肢节、筋肉、皮肤，沟通人体上下内外的通道。《灵枢·逆顺肥瘦》高度概括了十二经脉的循行规律："手之三阴，从藏走手；手之三阳，从手走头；足之三阳，从头走足，足之三阴，从足走腹。"其中手、足三阴经经过的"藏"

与"腹"均指的是五藏①，而手、足三阳经也通过其分支络脉与六府相连。经络在《内经》藏象学体系中有着非常重要的作用，其联络内外，通行气血，循环营卫，几乎人体所有生理功能的实现都离不开经络的参与。

八、气血津液学说

"气"在中国古代哲学中有着非常特殊的地位，是中国哲学的理论基础之一。古人认为，气是天地万物的本原，是无形而弥漫于宇宙的客观存在，是联系万事万物的中介。因而气是构成宇宙中一切的基础，故庄子曰："通天下一气耳。"

早在先秦时期，关于人体生命与"气"的关系，认为人的形体与生命都是由气构成与维持的，故庄子曰："人之生也，气之聚也，聚则为生，散则为死。"（《庄子·知北游》）"察其始……而本无形；非徒无形也，而本无气；……变而有气，气变而有形，形变而有生。"（《庄子·至乐》）《管子》中也有"精气"之说，并曰："气者，身之充也。"（《管子·心术下》）这些内容都是后来中医"气"论的基础与渊源。

《内经》中对"气"的论述非常多，其内容也极为庞杂，在此处难以全面讨论，仅择其若干与藏象学联系密切的内容，作一简要分析：

《内经》中对人体内"气"的生成与分类有着非常详尽的阐述。《内经》认为，人体之气的来源有两个，称天气与地气。"天气通于肺，地气通于嗌"（《素问·阴阳应象大论》）；"故喉主天气，咽主地气"（《素问·太阴阳明论》）。"天气"即指肺部呼吸运动吸入之气，而地气则是指饮食水谷所生成的气，又称"水谷精气"。饮食水谷经脾胃消化后，其精气上输至肺，在肺部与呼吸

---

① 为与六经配合，《内经》甚至新创了"心包"的概念而变"五藏"为"六藏"，有硬凑的嫌疑，因此在中医藏象理论中，"心包"的地位非常尴尬，始终只是作为手厥阴心包经的附属而存在，是一个纯理论的假设，直至清·叶天士首创"逆传心包"理论，才将其引入到临床实践当中。

得来的"天气"相结合，组成胸中之"宗气"，"其大气之抟而不行者，积于胸中，命曰气海"（《灵枢·五味》）。宗气聚集于胸中，贯注于心肺之脉，向上下两个方向运动，"宗气留于海，其下者，注于气街；其上者，走于息道"（《素问·刺节真邪》）。宗气有两个主要的功能，首先是上行息道以司呼吸，凡语言、声音、呼吸等皆与宗气有关。"故宗气积于胸中，出于喉咙，以贯心脉，而行呼吸焉。"（《灵枢·邪客》）另一个功能则是下出阳明，贯注气街，辅助心脉，共同推动气血运行。《素问·平人气象论》曰："胃之大络，名曰虚里，贯膈络肺，出于左乳下，其动应衣，脉宗气也。……绝不至，曰死；乳之下，其动应衣，宗气泄也。"这段文字说明心尖搏动部的"虚里"脉与宗气的关系十分密切，若其宗气旺盛，则搏动正常；搏动消失，则是宗气绝，是死亡的标志；若搏动躁急，引衣而动，则是宗气大虚而外泄的表现。

营气和卫气也是人体之气的重要组成部分，营气与卫气相对而言，营气属阴，与血共行于脉中，富有营养，可化生血液，滋养全身；卫气属阳，运行于脉外，具有护卫人体，不使外邪侵犯的作用。两者均源于水谷之气，《灵枢·五味》曰："谷始入于胃，其精微者，先出于胃之两焦，以溉五藏，别出两行，营卫之道。"《素问·痹论》曰："营者，水谷之精气也，和调于五藏，洒陈于六府，乃能入于脉也，故循脉上下，贯五藏，络六府也。卫者，水谷之悍气也，其气慓疾滑利，不能入于脉也，故循皮肤之中，分肉之间，熏于肓膜，散于胸腹。"营气和卫气是人体生理功能重要的体现者，藏府与经络通过营气和卫气的运行而实现相互间的联系，以维持生命运动的存在。营气与卫气是古人对血液循环知识的天才假设。此外，在古人的认识中，营卫还具有类似生物钟的作用：

人受气于谷，谷入于胃，以传与肺，五藏六府，皆以受气，其清者为营，浊者为卫，营在脉中，卫在脉外，营周不休，五十而复大会，阴阳相贯，如环无端。卫气行于阴二十五度，行于阳二十五度，分为昼夜，故气至阳而起，至阴而止。故曰：日中而阳陇为重阳，夜半而阴陇为重阴。故太阴主内，太阳主外，各行二十五度，分为昼夜。夜半为阴陇，夜半后而为阴衰，平旦阴尽而阳受气矣。

日中为阳陇，日西而阳衰，日入阳尽而阴受气矣。夜半而大会，万民皆卧，命曰合阴，平旦阴尽而阳受气，如是无已，与天地同纪。（《灵枢·营卫生会》）

《内经》通过卫气昼夜运行变化的规律，人体出现寐、寤的不同生理活动，对人类的睡眠现象给出了一定的解释，使得中医藏象学理论更加完整。

《内经》对血的阐述同样非常详尽。《内经》认为，血是由营气和津液相结合化生而成的，同样是来源于饮食物经脾胃消化、吸收而生成的水谷精微。《灵枢·决气》曰："中焦受气取汁，变化而赤，是谓血。"这里的"中焦"指脾胃，"受气"指脾胃消化水谷花生的营气，"取汁"即脾胃吸收津液。《灵枢·痈疽》曰："肠胃受谷……中焦出气如露，上注谿谷，而渗孙脉，津液调和，变化而赤为血。血和则孙脉先满溢，乃注于络脉。络脉皆盈，乃注于经脉。"这段文字很形象地说明了水谷精气经脾胃消化后，与津液结合化生为血的过程。血的功能实际上和营气是相类的，故《内经》有"夫血之与气，异名同类"（《灵枢·营卫生会》）之说，所区别的只是"营气"乃无形之物，"血"乃有形之物，是运动、感觉与精神活动的主要物质基础，曰："肝受血而能视，足受血而能步，掌受血而能握，指受血而能摄。"说明人体正常生理活动对血的依赖关系。

血的正常运行与多个藏府均有关系。心有总管一身血液的作用，"诸血者，皆属于心"（《素问·五藏生成篇》），王冰注解曰，"肝藏血，心行之"，即心负责推动血液的运行。肺有"朝百脉"的作用，《灵枢·营卫生会》曰："中焦亦并胃中，出上焦之后，此所受气者，泌糟粕，蒸津液，化其精微，上注于肺脉，乃化而为血，以奉生身，莫贵于此，故独得行于经隧。"诸脉均需流经肺藏，中焦之营气是"上注于肺脉"后最终完成血液的化生，而其宣发肃降的作用同样有助于血液的正常运行。肝主"藏血"，负责调节全身血量的分布，尤其是睡眠时对血流的调整，"故人卧血归于肝"（《素问·五藏生成》）。脾除了是血的生化之源外，还具有统血的功能，不过此说在《内经》中找不到相关内容，最早出现在

《难经》之中。

在《内经》中，机体正常的水液被分为"津"与"液"两大类，《灵枢·五癃津液别》曰："津液各走其道。故三焦出气，以温肌肉，充皮肤，为其津；其流而不行者为液。"《灵枢·决气》曰："何谓津？岐伯曰：腠理发泄，汗出溱溱，是谓津。何谓液？岐伯曰：谷入气满，淖泽注于骨，骨属屈伸，泄泽，补益脑髓。皮肤润泽，是谓液。"但在实际应用中，二者的区别比较模糊，常混杂使用，统称为"水"或"津液"，如"水精四布""行其津液"等。

津液的代谢过程涉及多个藏府的功能，《素问·津液别论》曰："饮入于胃，游溢精气，上输于脾。脾气散精，上归于肺，通调水道，下输膀胱。水精四布，五经并行。"饮食水谷中所含的水液，经胃的受纳、腐熟，小肠分泌清浊，大肠主津、主传化糟粕的功能，将吸收的水谷精微与水液上输于脾，通过脾气的运化作用而生成。津液的输布主要由脾气散精、肺的宣发肃降、肾主津液等生理功能的协同作用，以三焦为通道输布全身。如果脾失健运，就会影响津液的输布，形成水肿、痰饮等疾病。所以《内经》说"诸湿肿满，皆属于脾"。肺接到脾传来的津液后，通过宣发向全身的体表和内脏布散，将代谢后的浊液输送到肾与膀胱，因此，称"肺为水之上源"。肾在津液的传输中起决定性调节作用，故《内经》曰"肾者水脏，主津液"。而津液通过肺气宣发与膀胱气化功能，以排汗与排尿的方式来排出体外，从而最终完成一个完整的代谢过程。

九、被边缘化的非主流藏象理论

藏象学的理论归纳早在战国中后期就已经开始了，五藏学说只是当时众多理论中的一种而已，只是由于种种原因五藏学说取得了藏象理论体系的中心主导地位，其余各种理论或被改造同化，或被边缘化，渐渐地被淹没在历史的长河之中，我们只能从各类文献中留存至今的一鳞半爪残余来窥测历史的真相。

"海"在《内经》中是一个重要概念，很多重要理论在解释过程中都用到了"海"的概念。然而"海"的理论却并不是从属于五藏体系的，而是有着一个自成体系的"四海"学说，在《灵枢·海论》中对此有详细的记载：

人有髓海，有血海，有气海，有水谷之海，凡此四者，以应四海也。……胃者，水谷之海，其输上在气街，下至三里。冲脉者，为十二经之海，其输上在于大杼，下出于巨虚之上下廉；膻中者，为气之海，其输上在于柱骨之上下，前在于人迎；脑为髓之海，其输上在于其盖，下在风府。（《灵枢·海论》）

黄帝曰：四海之逆顺奈何？岐伯曰：气海有余者，气满胸中，悗息面赤；气海不足，则气少不足以言。血海有余，则常想其身大，怫然不知其所病；血海不足，亦常想其身小，狭然不知其所病。水谷之海有余，则腹满；水谷之海不足，则饥不受谷食。髓海有余，则轻劲多力，自过其度；髓海不足，则脑转耳鸣，胫酸眩冒，目无所见，懈怠安卧。（《灵枢·海论》）

以上的论述虽然简单且并不完整，但我们由此还是可以看出，"四海"学说应当是当时存在的一个独立于五藏学说之外的藏象系统，已经初步具备了完整的理论形态，而且已经发展出可以指导临床的病机学理论。然而由于其不适合主流思想的需要而被改造得面目全非。

"四海"说在《内经》中大量被引用，但其功能与地位都被严格地限制了。作为"水谷之海"的胃在人体中有着非常重要的地位，它及其配属的阳明脉又被称作"五藏六府之海"，是较其他藏府更高层次的存在，然而在《内经》中仅在讨论气的化生与运行过程中被引用，如"胃者，五藏六府之海也，水谷皆入于胃，五藏六府皆禀气于胃"（《灵枢·五味》）。"胃为五藏六府之海，其清气上注于肺"（《灵枢·动输》）。"阳明者，胃脉也，胃者六府之海，其气亦下行"（《素问·逆调论》）。成为"胃府"某一具体功能的特定表述方式，从而完全丧失其原有的独特地位。而作为"血海"的冲脉与"气海"亦然，只是作为血与宗气理论的部分内容而出现，"冲脉者，经脉之海也，主渗灌谿谷"（《素问·痿论》)①。"其大气之抟而不行者，积于胸中，命曰气海"（《灵枢·五味》)。至于脑，则只有论及肾气的盛衰时才偶尔论及。如此，"四海"已经被拆分改造后完全纳入到五藏体系中了，成为了五藏学说的一部分。类似这样的改造在《内经》中还有很多，如奇恒之府理论、九藏说等。

"膏肓"与"募原"（《内经》中亦有"膜原"之说，应当是指同一组织或器官）属于另一种情况，由于理论形态差距过大而不便纳入五藏体系，因而被彻底地忽视与遗忘。膏肓说由来已久，《左传》中就有记载，《史记》中也有"搏荒爪幕"之说，古音相通，应该也指的是"膏肓"与"募原"，可见在当时还是有较为普遍的共识。《内经》中对此也有很多的论述，"熏于肓膜，散于胸腹"（《素问·痹论》）；"鬲肓之上，中有父母"（《素问·刺禁论》）；"邪气内薄于五藏，横连募原"（《素问·疟论》）。然而此时的膏肓说与先秦时比并无多少进步，仍然缺乏对其功能的认识。不过《内经》对膏肓与募原或膜原的位置有了一些重要的线索，如"其气溢于大肠而著于肓，肓之原在脐下，故环脐而痛也"（《素问·腹中论》）；"寒气客于肠胃之间，膜原之下"（《素问·举痛论》）；"寒气客于小肠膜原之间"（《素问·举痛论》）；"传舍于肠胃之外，募原之间"（《灵枢·百病始生》）等，可知肓与募原（膜原）大体都在胃肠之间的位置，与脐部相近，对比现代解剖学，很可能指的是腹腔内的网膜组织，或是胰腺。作为先秦医学认识的一部分，《内经》中也有试图将膏肓纳入藏府体系的努力，如：

> 五藏有六府，六府有十二原……阳中之少阴，肺也，其原出于太渊，太渊二。……膏之原，出于鸠尾，鸠尾一。肓原，出于脖胦，脖胦一。凡此十二原者，主治五藏六府之有疾者也。（《灵枢·九针十二原》）

将"膏"与"肓"的地位与五藏相并列，作为五藏的补充来

---

① 至后世，冲脉为血海的理论基本上仅见于对妇女月经功能的论述中，适用范围变得非常狭窄。

使用。然而这种思路并没有被坚持，在五藏中心论思想盛行的时代，自《内经》后膏肓与膜原理论就被彻底地边缘化了，虽仍时有论说，但基本上都是对《内经》的复述，理论上没有任何发展，直至宋明理学兴起后，藏象学出现新的理论模式而走向多元化。吴有性受《内经》膜原说的启发而独创"邪伏膜原"理论，为膜原说新的发展。

第三节　《难经》对藏象学理论体系的完善与创新

在传统上很多人都将《难经》看作是"解经之作"，是对《内经》的注释和补充。此说有一定的道理，但过于片面，从其思想与内容上看，《难经》与《内经》属于同一理论体系，有很多共通之处，可互为补充，但《难经》中同样有很多独创性的见解，发《内经》所未发，具有很高的理论价值。尤其是在藏象学方面，《难经》对完善藏象学理论体系有着非常重要的贡献。

一、藏府的解剖形态与功能

中国古代解剖学知识非常丰富，《内经》中已经有了大量相关内容。遗憾的是，虽然最初的藏府理论无疑是建立在解剖学知识之上的，但对五藏六府的解剖形态却始终没有明确的记载，我们只能根据其所处位置来猜测其究竟是哪一器官。然而，在《难经》中有着对藏府形态细致的描述，使得这一问题获得了很好的解决。《难经·四十二难》中对五藏六府及消化道全长都作了详细的描述，如"心重十二两，中有七孔三毛，盛精汁三合"、"脾重二斤三两，扁广三寸，长五寸，有散膏半斤"、"胃重二斤二两，纡曲屈伸，长二尺六寸，大一尺五寸，径五寸，盛谷二斗，水一斗五升"等，此藏府形态内容虽然与现代解剖学精确描述尚有着不小的差距，但在古代，这已经是相当难得的了，由此我们可以对古人所指的"藏府"有一个清晰而明确的认识。

解剖学是通过实践经验得来的知识，而古代中医的藏象学理论则是主要通过哲学思辨的方法来构建的，两者之间必然会出现差异与矛盾，古人就通过对"象"的解析来调和，这在古人是很常见的思维方法，如在《三十三难》中的一段：

肝青象木，肺白象金。肝得水而沉，木得水而浮。肺得水而浮，金得水而沉，其意何也？然。肝者，非为纯木也，乙角也，庚之柔，大言阴与阳，小言夫与妇，释其微阳，而吸其微阴之气，其意乐金，又行阴道多，故令肝得水而沉也。肺者，非为纯金也，辛商也，丙之柔，大言阴与阳，小言夫与妇，释其微阴，婚而就火，其意乐火，又行阳道多，故令肺得水而浮也。肺熟而复沉，肝熟而复浮者，何也？故知辛当归庚，乙当归甲也。（《难经·三十三难》）

这段讨论的分析过程与方法，在我们今人看来难免有牵强附会的嫌疑，但古人就是真实地以这种方式来思考问题的。在很大的程度上说，如此来解释肝属木、肺属金的问题确实并无多少实际的意义，但这是一个必不可少的过程，类似的理论最大的价值在于可以确保藏象理论本身的先验的正确性不会受到挑战，而并不用于临床实践的活动中。

《难经》中对各藏府功能的认识与《内经》是基本一致的，但仍补充与完善了一些《内经》尚未提及的功能，使得藏象学理论更加完整。其中，对"脾统血"与"肾主纳气"两种功能，最早均源于《难经》。《难经·四十二难》云："脾重二斤三两……主裹血，温五藏。"是"脾统血"最早的同义表述，这一功能在《内经》中没有相关的内容，其来源也不甚清晰，浙江中医药大学的李如辉教授认为其与"气摄血"的功能有关，间接来源于脾主运化的功能①，此说也确有一定的道理。关于"肾主纳气"的功能，虽然"肾主纳气"一词直至南宋杨仁斋才正式提出，但在《内经》中已经可以找到对肾病与喘相关认识，这应当是其最早的渊源。但《内经》中主要记载的是"肾不纳气"症状或病机的内容，而在《难经》中将"肾主纳气"提升到藏府功能的层次，在《八难》

① 李如辉. 发生藏象学［M］. 中国中医药出版社. 2003 年 5 月第一版. 177 - 178。

中称"肾间动气"为"呼吸之门"。《十一难》又曰："经言脉不满五十动而一止，一藏无气者，何藏？然。人吸者随阴入，呼者因阳出。今吸不能至肾，至肝而还。故知一藏无气者，肾气先尽也。"这应当是对"肾主纳气"最早的表述。

二、命门与三焦

"命门"一词首见于《内经》，但其并非指称藏府，而是指眼目或眼中之睛明穴，如："足太阳之本在跟以上五寸中，标在两络命门，命门者目也。"（《灵枢·卫气》）"太阳根起于至阴，结于命门，名曰阴中之阳。"（《素问·阴阳离合论》）对此，清代徐灵胎在《医贯砭》中解释曰："目为五藏六府之精气所注，故曰命门。"这也反映了眼睛在古人心中的重要地位。

《难经》中最早提出人身有"命门"之藏，并将之明确定位在右肾。《三十六难》曰："藏各有一耳，肾独有两者，何也？然。肾两者，非皆肾也，其左者为肾，右者为命门。命门者，诸神精之所舍，原气之所系也。故男子以藏精，女子以系胞，故知肾有一也。"此则为后世影响深远的"命门学说"之发轫。在《难经》中，命门是作为肾藏的一部分存在的，是右肾的别称。在传统上《难经》常被看作是对《内经》最早的注解，这是由于《难经》的主要精力都用于以思辨的方法来化解《内经》中存在的矛盾上，"命门"这一概念的出现，就其最初的出发点，也同样是源于这一目标，即《难经》的作者为了回答"藏各有一耳，肾独有两者"这一明显的矛盾，而被创造出来的。"命门"就其本质而言，仍然是肾藏的一部分，故《三十九难》曰"其气与肾通"，因此其诸多特性均与肾藏相类。在其功能上，"命门"则主要继承了肾藏中"藏精"与"主生殖"的这一部分，故曰："男子以藏精，女子以系胞。"

"三焦"一府，在《内经》中的内容并不很多，其作用也较为单纯，主要是作为水液与气的运行通道。然而在《难经》中，"三焦"被单独提出加以讨论，并被赋予了更多的功能与特性。《难经》首先对三焦的解剖形状作了深入讨论，认为其"有名而无形"

（《二十五难》《三十八难》），"不属于五藏"（《三十九难》），与其他五府不同，故称为"外府"（《三十八难》），这一思想虽在《内经》中也可见其端倪，但在《难经》中才被明白无误地确定下来。对三焦的生理功能，《难经》与《内经》也有所区别，《内经》中主要强调三焦作为气血与水液运行通道的功能，但《难经》则对此有所发展，书中对其"通调水道"的功能基本略去不谈，而是特别强调三焦具有"主持诸气"（《三十八难》）的作用，并进一步提出三焦可通行作为人身生命之本的"原气"：

> 所以府有六者，谓三焦也，有原气之别焉，主持诸气，有名而无形，其经属手少阳。此外府也，故言府有六焉。（《难经·三十八难》）

> 三焦所行之俞为原者，何也？然。脐下肾间动气者，人之生命也，十二经之根本也，故名曰原。三焦者，原气之别使也，主通行三气，经历于五藏六府。原者，三焦之尊号也。故所止辄为原，五藏六府之有病者，皆取其原也。（《难经·六十六难》）

"原气"即"肾间动气"，是人体最基本、最重要的气，是人体生命活动的原动力。《八难》曰："所谓生气之原者，谓十二经之根本也，谓肾间动气也。此五藏六府之本，十二经脉之根，呼吸之门，三焦之原，一名守邪之神。"原气既称肾间动气，当产生于肾中所藏之精气，因而其产生部位在"命门"中，故《三十六难》曰："命门者……原气之所系也。"命门作为一藏，也因此成为人身之根本。这一思想虽然肇始于《难经》，但在当时显得过于超前了，一直没有受到重视，直至一千多年后的金元时期，这一思想才被逐步发展成熟起来，成为太极阴阳藏象理论体系的核心内容。

第八章 五行藏象理论体系的发展、成熟与僵化（汉末至两宋时期）

自两汉之后，《内经》所开创的以五行学说为基础、以五藏中心论为核心的藏象学理论体系大行其道，占据了中医学的主流统治地位，此后的诸书均自觉或不自觉地将这一学说作为正统思想来规范自己的理论。由此"五藏六府"即成为不言自明的真理，并作为其余一切医学实践中最根本的理论基础而广泛地指导临床，其余各种藏象理论大多被边缘化而受到忽视，这种情况从汉末一直延续到两宋时期，藏象学的突出建树不多，处于平稳发展的阶段，但其理论体系在不断的归纳、总结中日益发展成熟。直至金元时期，其理论变得日益僵化教条从而阻碍了中医学的进一步发展，才被刘完素、张元素等人突破，最终导致了藏象学理论范式的根本性转型。

第一节 "以藏类方"思想的出现及对藏府理论的整理

《内经》之后藏象学的第一次重大发展出自张仲景，在《金匮要略》中，首论"藏府经络先后病脉症"，将藏府概念正式引入到辨证论治当中，这在《华氏中藏经》中"五藏六府虚实寒热生死逆顺脉证之法"凡十一篇中得到进一步的发展。藏府辨证（病）之法虽在《内经》中就已有所运用，但那更多的是单纯地为了在理论上探讨，在《金匮要略》与《中藏经》中则不然，在藏府辨证运用过程中，还记载了大量有关症状、脉象、病机、方药等内容，具有很强的临床实用性，为藏府理论指导临床开创了道路。

孙思邈的《备急千金要方》则首创"以藏类方"的方法，充实了中医藏府辨证的内容，有着深远的影响。他将多种内科杂病分为五藏六府十一门进行论治。这种方法突出了以五藏六府为纲，以寒热虚实为目，结合病证综述内科杂病的各型症状及治疗，具有很强的临床实践指导意义。然而遗憾的是，他在对具体疾病的分类时，却颇多争议，如痢疾属肝、吐血属胆、惊痫属小肠、咳嗽属大肠等，后世对此毁誉参半。"以藏类方"的思想是中医藏象学发展过程中的一个重大进步，由此，藏府理论全面深入到临床诊治当中，成为内科杂病辨证论治最主要的方法，藏象学理论脱离了纯粹的思辨而与临床实践紧密结合，使其发展前景变得空前广阔起来。

随着藏府理论被逐步引入到临床诊治中来，对中医藏府理论的整理工作就变得日益重要与急迫了。《内经》虽开创了五行藏象的理论体系，但由于《内经》本身结构较为散漫，带有论文集的性质，所以其藏象理论大多散在于《内经》各篇之中，查找、使用并不方便，因此很多医家便着手开展对藏府功能及其特性的归纳与总结工作，并将其依照五藏顺序列于书中，使之一目了然。最早的归纳总结工作始于《脉经》，在书中卷三列有"肝胆部第一""心小肠部第二""脾胃部第三""肺大肠部第四"和"肾膀胱部第五"五篇专论藏象，对其五行属性与生理特性作了较为系统的总结。《脉经》之后，以《千金要方》中对藏象理论的归纳整理最为全面系统，并且将其与"以藏类方"的思想相结合起来，置于论治内科杂病的五藏六府十一门多篇篇首，作为全篇的提要。虽然就其内容而言，并没有什么新的思想与理论出现，基本上还是复述《内经》的内容，但一目了然，查找、使用起来还是非常方便的，同时，也可以为"以藏类方"的方法提供必需的理论基础。这种写作形式有着很深远的影响，此后，很多综合性著作大都或多或少地有这样一段类似的内容，如《医心方》《圣济总录》等，直至明清时期仍然流行，俨然成为了一种传统。

第二节　藏府"五行生克"理论的发展

藏府之间五行生克理论，早在《内经》中就已出现，被用于解释疾病的发生与传变规律，这对此后理论的发展提供了有益的启迪。自《内经》与《难经》后，最早对藏府五行生克理论做出新的发展的，是张仲景对"治未病"思想的发展：

问曰：上工治未病，何也？师曰：夫治未病者，见肝之病，知肝传脾，当先实脾，四季脾旺不受邪，即勿补之。中工不晓相传，见肝之病，不解实脾，惟治肝也。夫肝之病，补用酸，助用焦苦，益用甘味之药调之。酸入肝，焦苦入心，甘入脾。脾能伤肾，肾气微弱，则水不行；水不行，则心火气盛，则伤肺；肺被伤，则金气不行；金气不行，则肝气盛。故实脾，则肝自愈。此治肝补脾之要妙也。（《金匮要略·藏府经络先后病脉证第一》）

张仲景此论应当是来源于《难经·七十七难》。《难经·七十七难》云："所谓治未病者，见肝之病，则知肝当传之与脾，故先实其脾气，无令得受肝之邪，故曰治未病焉。"是截断疾病的传变途径，以达到"既病防变"的目的。但值得注意的是，张仲景在此之后又运用五行生克的观点对这一理论做出了解释，并依照五行生克的原则给出了具体的治疗方法："补用酸，助用焦苦，益用甘味之药调之。"这使得原本在《内经》与《难经》中仅作为理论上的猜想与推论而存在的五藏生克思想，第一次被赋予了临床上的实际意义。

隋·巢元方的《诸病源候论》则是"五行藏象体系"的又一次重大发展，在该书中大量运用五藏生克的理论来解释病候，成功地将"五行藏象"学说全面引入到病机理论当中。巢元方认为，五藏生克的失常，是导致疾病的重要原因，他在《诸病源候论·五藏横病候》中曰："夫五藏者，肝象木，心象火，脾象土，肺象金，肾象水。其气更休更旺，互虚互实。自相乘克，内生于病，此为正经自病，非外邪伤之也。"这一思想在书中被广泛地运用，在讨论内伤杂病的病机时，相当多的病候或多或少地都与藏府"自相乘克"有关。如：

肝部，左手关上是也。平肝脉来，绰绰如按琴瑟之弦，如揭长竿末梢，曰肝平。春以胃气为本。春，肝木王，其脉弦细而长，是平脉也。反得微涩而短者，是肺之乘肝，金之克木，大逆，十死不治；反得浮大而洪者，是心乘肝，子之扶母，虽病当愈；反得沉濡滑者，是肾乘肝，母之归子，虽病当愈；反得大而缓者，是脾之乘肝，为土之陵木，土之畏木，虽病不死。（《诸病源候论·肝病候》）

呕逆吐痢者，由肠胃虚，邪气并之，藏府之气自相乘克也。《脉经》云：心乘肝则吐痢。心，火也；肝，木也；火木，子母也。火乘于木，子扶母也，此为二藏偏实也。大肠，金也；胃，土也；金土，母子也。大肠虚则金气衰微，不能扶土，致令胃气虚弱，此两府偏虚也。木性克土，火性克金，是为火木相扶，心肝俱盛；而金畏于火，土畏于木，则为肠胃皆弱。肠虚弱则泄痢，胃虚弱则呕吐，故呕逆而复吐痢也。（《诸病源候论·呕逆吐痢候》）

肾者主水，脾胃俱主土，土性克水。脾与胃合，相为表里。胃为水谷之海，今胃虚不能传化水气，使水气渗溢经络，浸渍府藏。脾得水湿之气，加之则病，脾病则不能制水，故水气独归于肾。（《诸病源候论·水肿候》）

这种用五藏生克来解释病机的思想，在唐宋时期非常流行，被众多医家广泛采用。至宋代钱乙《小儿药证直诀》中又有了进一步的发展，钱乙突出五藏辨证论治，尤其重藏府虚实和五藏之间的生克制化关系，并依据《内经》"虚则补其母，实则泻其子"的原则将五藏的生克关系引入到治疗当中，如："肝病秋见，肝强胜肺，肺怯不能胜肝，当补脾肺治肝。益脾者，母令子实故也。"（《小儿药证直诀·肝病胜肺》）"疹为脾所生，脾虚而肝旺乘之。木来胜土，热气相击，动于心神……治之当泻心肝补其母，栝蒌汤主之。"（《小儿药证直诀·疮疹候》）而后，金代刘完素则发展了《内经》"亢害承制"学说，正式将"五行藏象"理论系统引入到了治则学当中，这是"五行藏象体系"的最后一次重大发展。

第三节　藏府理论在诊断学中的应用

在魏晋隋唐时期，藏象学理论逐步深入影响到中医学的方方面面，在诊断学领域也不例外，在此期间最为突出的例子是脉诊中寸关尺分候藏府理论与眼科的五轮学说。虽然这两个理论均非新创，而是渊源于《内经》，但在此期间才真正摆脱了其纯理论玄思的地位，走入临床指导实践。

脉诊中"独取寸口"的方法始见于《内经》，详于《难经》，而推广于晋代王叔和的《脉经》。寸关尺分候藏府的理论最早见于《素问·脉要精微论》，云："尺内两傍，则季胁也，尺外以候肾，尺里以候腹。中附上，左外以候肝，内以候膈；右外以候胃，内以候脾。上附上，右外以候肺，内以候胸中；左外以候心，内以候膻中。"这一思想经《难经》发展后，在《脉经》中大体定型，并广为传播。

心部在左手关前寸口是也，即手少阴经也，与手太阳为表里，以小肠合为府。合于上焦，名曰神庭，在龟尾下五分。肝部在左手关上是也，足厥阴经也，与足少阳为表里，以胆合为府，合于中焦，名曰胞门，在大仓左右三寸。肾部在左手关后尺中是也，足少阴经也，与足太阳为表里，以膀胱合为府，合于下焦，在关元左。肺部在右手关前寸口是也，手太阴经也，与手阳明为表里，以大肠合为府，合于上焦，名呼吸之府，在云门。脾部在右手关上是也，足太阴经也，与足阳明为表里，以胃合为府，合于中焦脾胃之间，名曰章门，在季胁前一寸半。肾部在右手关后尺中是也，足少阴经也，与足太阳为表里，以膀胱合为府，合于下焦，在关元右，左属肾，右为子户，名曰三焦。（《脉经·两手六脉所主五藏六府阴阳逆顺第七》）

从上文可以看出，《内经》对寸关尺三部的分配，仍然带有一定的原始痕迹，除五藏外尚有腹、膈、胸中、膻中等人体部位的概念。在《脉经》中这些内容则都被淘汰掉了，五藏和六府成为当然的候选对象，诊断学与其他领域一样，受到藏象理论的改造与整合。而藏象理论的适用范围，也随着寸口脉诊法的推广普及，而深入到临床实践当中。

五轮学说最早也源于《内经》对眼与藏府关系的论述，《灵枢·大惑论》曰："精之窠为眼，骨之精为瞳子，筋之精为黑眼，血之精为络，其窠气之精为白眼，肌肉之精为约束。"后世医家据此发展为五轮学说，以眼部不同部位的形色变化诊察相应藏府的病变。眼部与藏府相关部位是：目内眦与外眦的血络属心，称"血轮"；黑睛属肝，称风轮；白睛属肺，称气轮；瞳仁属肾，称水轮；上下眼睑属脾，称肉轮。此说在宋代多种医学著作中多有发挥。如《太平圣惠方·眼论》云："肝藏病者，应于风轮……心藏病者，应于血（轮），脾藏病者，应于肉轮……肺藏病者，应于气轮……肾藏病者，应于水轮。"对于五轮的名称，五轮与五藏的对应关系，各轮的主要症状等均有一定的论述。但是此时五轮在眼中分部仅瞳神属水与白睛属气较为明确，其余各轮均有缺失。而据考成书于北宋的《秘传眼科龙木论·龙木总论》当中也有关于五轮的记载，但"黑睛属肾"与"肝应风轮在内无形"的说法，又与后世相左，说明至此时五轮的眼部分属尚未完全定型。直至南宋末年，杨士瀛的《仁斋直指方论》始将五轮的眼部分属明确为："眼属五藏，首尾赤皆属心，满眼白睛属肺，其上下肉胞属脾，两中间黑瞳一点如漆者，肾实主之。"此说得到后世眼科医家的认同，将五轮学说的主要内容基本固定下来。

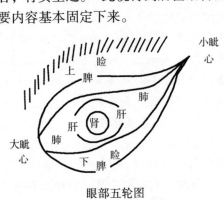

眼部五轮图

　　八廓是对五轮的补充，以期更全面地将眼科各部和藏府进行联系。在陈言的《三因极一病证方论》中，首次提及八廓这一名称。在《仁斋直指方论》中亦载有八廓内容，并有了关泉、养化等八种廓名，并分别与小肠、三焦等藏府联系。五轮八廓学说作为眼科独特的辨证理论，经多次演变后，最终于元代定型并运用于临床实践当中。尤其是五轮学说，已成为中医目诊的重要组成部分，而一直沿用至今。

第四节　藏府图与解剖学的发展

我国古代医家很早就重视和进行人体解剖，在《内经》和《难经》中有着大量相关内容，此后并一直为医家所重视。史书上记载神医扁鹊与华佗都有着超凡入圣的外科手术技术，这若没有深厚的人体解剖学功底，是不可能做到的。

到了北宋时期，人体解剖学得到了空前的发展，在此期间曾先后进行过两次大规模的尸体解剖活动，不但积累了更多的尸体解剖知识，而且由此产生了两部人体解剖学图谱——《欧希范五藏图》和《存真图》。

《欧希范五藏图》是医官吴简解剖了被官府处死的欧希范等罪犯的尸体后，令画工绘制而成的，原图虽早已亡佚，但这一史实在当时及稍后的许多史志及笔记文集中都有记载，尤其在后来的《存真图》中，对这次解剖活动记载甚详。该图主要反映了人体内脏的解剖情况，如"肺之下有心、肝、胆、脾，胃之下有小肠，小肠之下有大肠。小肠皆晶莹无物，大肠则为滓秽。大肠之旁则有膀胱。""肾则有一在肝之右微下，一在脾之左微上，脾则有在心之左。""其中黄漫者，脂也。"就现有的文献看，其对胸腹内脏器官的解剖位置与相互关系的描述，还是较为准确的，也比前人有很大进步。如他实际上已经注意到右肾比左肾的位置略低，这是一个了不起的发现；他还明确指出脾在心之左，也从形态学上纠正了《内经》中左肝右脾的错误认识。而且，图中还注意到"多病嗽，则肺且胆黑"、"少得目疾，肝中有白点"等病理解剖现象。不过，由于历史条件所限，吴简的论述中仍然存在一些错误的认识，如认为"喉中有窍三，一食、一水、一气"；心脏有的无窍，肝脏片数不同等，这些可能是观察上有所偏差所致。

《存真图》较《欧希范五藏图》更为精细准确，其历史影响也更大。此图今虽已亡佚，但元明时期的很多医书还转录了其解剖图谱及其说明文字，使其部分内容得以保存下来。《存真图》的绘制十分精细具体，它不仅有人体胸腹内脏的正面、背面和左右侧面全图，而且还有分系统、分部位的分图。如《肺侧图》为胸部内脏的右侧图形；《心气图》为右侧胸腔内的主要血管关系图；《气海横膜图》为横膈膜及在其上穿过的血管、食管等形态图；《脾胃包系图》为消化系统之图；《分水阑图》为泌尿系统之图；《命门、大小肠膀胱之系图》为泌尿生殖系统之图。图中描绘的解剖位置和形态基本正确，并且所绘诸图后均附有描述性的说明文字，具有极高的研究与应用价值。《存真图》纠正了《欧希范五藏图》中很多错误。如从左、右侧面图看，《存真图》明确显示喉中只有两窍，纠正了《欧希范五藏图》三窍之误。而《心气图》中则绘出了心脏与肺、脾、肝、肾等内脏的血管联系，这是古代生理解剖史上的重大发现。但是，由于时代的局限性，《存真图》也不可避免地存在着一些错误之处，例如，图中认为肾脏有一管道直通前阴，以泄精之用；小肠与膀胱相连等。且该图受传统五藏学说的影响，而忽略了胰脏，这也是一大疏漏。

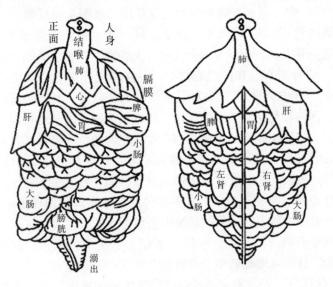

《存真图》之脏腑正面图与背面图

由此可见，我国古代的人体解剖活动还是非常发达的，早在11世纪就已处于世界领先地位。但是，由于中国古代学术形态与思维方式的原因，中医学并没有走上实验医学的道路。在藏象学当中，"象"处于理论的核心地位，这是不可动摇的预设前提，解剖知识只是形而下的"器"，而并没有受到过多的关心与重视。自宋代以后，解剖学逐渐没落，藏府图也逐渐丧失了其应有的地位，只是作为对理论的辅助说明而存在。

第五节　道教医学对人体的认识

道教医学也是中国传统医学的一个重要分枝，虽然其理论形式与我们通常熟悉的中医学不同，但其在医学的发展上同样有着非常重要的地位与影响。在魏晋南北朝与隋唐、两宋时期，正是道教医学快速发展的鼎盛时期。道教医学中，同样也发展出一套完全独立的藏象学理论，包括"三尸""三魂""身神存想""龙虎丹鼎"等众多的学说，自成体系。道教医学对人体藏府的认识，有许多独特的内容被中医学所借鉴，并最终成为促成明代命门学说大发展的理论源头之一。然而，宋代以后，由于道教医学理论逐渐向求仙与长生方向发展，与人民对医学的需求渐行渐远，因而往往被排除在医学的范围之外。

一、身神存想体系

"身神存想"是早期道教的一种修行方法，主要为魏晋时期兴盛的上清教派所修持。上清派的修持理论认为，天地之间、人体内外存在着各种各样的神灵，尤其是人体藏府、五官、脉络和官窍之中有形形色色的神灵镇守，所谓"泥丸百节皆有神"（《黄庭内景玉经注》），"凡人身中亦有三官六府，一百二十关节，三万六千神"（《无上秘要》引《洞真三元品诫经》）。这些神灵被称为"身神"，具有掌管所镇守的藏府关窍生理功能的职能，并可司察人间善恶。修道者虔诚地存思真神，就能够与神灵交通，开生门，塞死户，消灾除病。道行高深者甚至可以招致仙官接引，飞升上清。

最早的道教起源于东汉末年张陵的五斗米道与张角的太平道，此时以《内经》为代表的中医学理论体系已深入人心，道教医学也是从中医学理论上发展起来的。因此，实际上道教"身神存想"的理论也是深源于《内经》的。在道教早期经典《太平经·以乐却灾法》中曰："使空室内傍无人，画象随其藏色，与四时气相应……卧即念以近悬象，思之不止，五藏神能报二十四时气，五行神且来救助之，万疾皆愈。"此"五藏神"之说即为"身神存想"理论最早的雏形，而其理论渊源，则实始自《内经》中的"五藏神"理论。但与《内经》不同的是，《太平经》中所述的"五藏神"更加具有人格化的"神灵"之义，如"神长二尺五寸，随五行五藏服饰"，"人亦三重衣……皆戴冠帻乘马……"等，已脱离了医学而彻底成为宗教意义上的"神灵"。

此后，随着上清派的兴盛，"身神存想"理论也不断地发展成熟，所创造的"身神"越来越多，仪式程序也越来越复杂，逐渐形成了其特有的理论体系，其中以《黄庭经》中的"三部八景神二十四真"身神系统与《上清大洞真经》中"三十九章"真神系统最具代表性。但无论其理论与操作多么复杂，其理论基础仍然是依照传统医学藏象理论，根据藏府系统的结构与功能特点而具体构建的。

二、三尸与三魂

三尸又称三虫、三彭，指道教的三尸神。尸者，神主之意。据说，三尸姓"彭"，上尸名"踞"，中尸名"踬"，下尸名"跻"。道教认为，人体有上中下三个丹田，各有一神驻跸其内，统称"三尸"。"三尸"代表人体内部的三种"恶欲"，即私欲、食欲和性欲。《酉阳杂俎》前集说，三尸神"一居人头中，令人多思欲，好车马"；"一居人腹，令人好饮食，恚怒"；"一居人足令人好色，喜杀"。古三尸神是引起人类种种恶行的驻身神，也是人们身心致病的根源。必须铲除和消灭"三尸之根"，修道者才能真正走上成仙之路。作为道教对人体的想象，三尸的起源很早，在汉代纬书《河图·纪命符》就有"三尸之为物，实魂魄鬼神之属也"之说。这实际上更多地代表了古代巫术思想遗留在道教内的残余。

与"三尸"相类似的还有"三魂"。不同于《内经》中"肝

藏魂，肺藏魄”之说，人有“三魂七魄”的说法来源于道教。据
《云笈七签》卷五四“魂神部”称：“夫人身有三魂，一名胎光，
太清阳和之气也；一名爽灵，阴气之变也；一名幽精，阴气之杂
也。”其中胎光主生命，爽灵主财禄，幽精主灾衰，而其余七魄也
各有其名与所主。三魂七魄说是对人精神、心理、生理活动的一种
独特的分析体系，其旨归在说明清净寡欲乃养生延寿之要。此说虽
同样带有浓厚的巫术色彩，并没有真正进入医家关注的视野当中，
但却深入到底层民众的信仰当中，而成为中国传统知识中很重要的
一部分。

三、精气神

“精”“气”“神”三者，在《内经》中虽分别有详尽的论述，
但作为一个系统的“精气神”学说，则是源于早期道教对人体的
认识。至明代之后，才被医学界大量引用，成为中医学的重要理论
之一。

“精气神”的理论源头最早上溯自《淮南子》中的“形气神”
学说。《淮南子·原道训》曰：“夫形者，生之所也；气者，生之
元也；神者，生之制也。……此三者，不可不慎守也。”人被分为
形、气、神三个有机联系的部分，分别代表物质、功能和信息三大
层次。至汉末的《太平经》中，道教已经吸收了医学中形神统一
的思想，而创造了以“精气神”学说为代表的道教人体观，即认
为“人体由精、气、神三大要素构成，是以气为本，内外身心联
系、形神相合的生命系统”①。

三气共一，为神根也。一为精，一为神，一为气。此三者，共
一位也，本天地人之气。神者受之于天，精者受之于地，气者受之
于中和，相与共为一道。故神者乘气而行，精者居其中也。三者相
助为治。故人欲寿者，乃当爱气尊神重精也。（《太平经合校》）

精、气、神三大要素在人体生命系统中不是孤立存在的，而是
紧密联系共同构成一个有机的生命体。而三者又处于生命的不同层

① 盖建民.道教医学［M］.宗教文化出版社.2001年4月第一版.313

次中，其中"精"（或"形"）处于生命的最低层次，"神"为最高层次，"气"位于中间。此外，后来的道教又在"神"之上设立了一个缥缈神秘的"虚"，作为生命的最高境界，即成仙。因此，在道教修炼过程中，"精气神"学说成为内丹学的理论基础，如《化书》认为"虚化神，神化气，气化形"，此为顺行生人的模式，而"形化气，气化神，神化虚"，则为逆行成仙的模式。至宋初，道士陈抟又提出"炼精化气""炼气化神""炼神还虚""复归无极"过程为内丹修炼的四大境界。

四、内丹学与丹田

内丹学起源于中国上古的"内炼"之术，为道教当中最具特色的理论之一。内丹学系统的修炼思想在汉代开始形成，魏晋时期得到快速发展，而至隋唐之后则逐渐成为道教修炼的主要方式。而其对人体结构有着非常独特的认识，如龙虎、鼎炉、铅汞等，尤其是丹田的概念，对后世医学产生了重大的影响，直接启发了命门学说的发展。

内丹学的基本思想，是将人体的三大生命要素精、气、神作为炼丹的原料，按后天、先天等不同层次分为阴性物质和阳性物质，再以人体本身作为反应器皿，从调谐呼吸和意念入手炼养阴阳，在人体内修炼成可以令人长生不死的"还丹"。隋唐之前的早期丹道，以炼制外丹以服之成仙为修炼的主要方式，内丹之术并不受到重视，因此内丹学的术语几乎都是从外丹学借用过来的。如将人体比喻为炼制丹药的"鼎炉"，以精、气喻为"铅汞"原料，而将心肾比作"龙虎"，将内气运行的过程称为"河车转运"等。其内容非常复杂隐晦，与医学的内容差别很大。

然而，内丹学中却有一项内容对后世医学产生了重大的影响，这就是"丹田"的概念。顾名思义，"丹田"就是人体内还丹最终成熟的部位。《黄庭内景经》最早提出"丹田"之说，"嘘吸庐外，出入丹田"，"丹田之中精气微"。丹田有上、中、下之分，故合作"三田"。每一丹田中各居着一位神，故有"三神"。又因丹田之室，方圆一寸，故称寸田。通常认为有上、中、下三个，上丹田位于眉间之内三寸处，也叫泥丸宫；中丹田就是指膻中部位，又叫绛宫；下丹田在脐下三寸处。三丹田分别对应精、气、神人身三宝，《钟吕传道集》曰："丹田有三，上田神舍，中田气府，下田精区。精中生气，气在中丹；气中生神，神在上丹；真水真气，合而成精，精在下丹。"说明丹田在人体内的重要作用。下丹田在三丹田中地位最为重要，而其位置与功能又正好与《难经》中所述"肾间动气"相近，因此，随着内丹学的发展，丹田的概念在明代之后也逐渐引起了医学界的重视，而成为命门学说的理论原型之一。

此外，在成书于五代时期的内丹学经典《钟吕传道集》中曰："肾，水也，水中有火，升之为气，因气上升以朝于心。心，阳也，以阳合阳，太极生阴，乃积气生液，液自心降，因液下降以还于肾。"提出肾气属火，心液属阴的思想，这是第一次提出同一藏府内可有阴阳两种不同属性，开后世刘完素"命门属火"说与明清时期"心肾相交"理论之先河。

第六节　五行藏象体系的成熟与僵化

自汉末至两宋上千年的时间里，总的来讲，在中医藏象学领域内并没有出现多少新的理论突破，但这并不能说这段时间在藏象学的发展历史上可以被忽略掉，恰恰相反，藏象学正是在这一时期完成了一项重大的转变，才最终走向成熟，成为中医学理论大厦的基石。这就是藏象学理论体系对中医学其他理论的全面规范与改造。

藏象学理论最初萌芽于《管子》与《吕氏春秋》当中，此后又被两汉经学思想所吸纳，用以为其天人合一的思想寻找依据。在这一过程中，主要是学者通过哲学思辨来设计并构建，和医学临床是基本脱节的。这一点我们在各种早期医学文献，如马王堆医书或淳于意诊籍等均能体会到其中的差别。在《内经》与《难经》中医学界才开始将哲学界的藏象理论引入到医学理论当中，初步构建成完整而系统的藏象学理论体系。然而，由此我们可以认识到，藏象学并非旧有的医学思想的总结，而是秦汉之后才从哲学界移植来的理论创新，因此传统的经验与新生的理论如何紧密结合而不产生矛盾，这就是一个必须解决的严重问题。

解决问题的方法只有一个，那就是运用藏象学对中医学其他理论进行全面的规范与改造。这一工作其实从《神农本草经》就已经开始了，在书中完全以五藏功能的虚实盛衰来规范药物的功效主治；在《金匮要略》与《中藏经》中，将藏府概念正式引入到辨证论治当中；《脉经》大力推广寸关尺分候藏府的理论，使藏象学与诊断学紧密结合；《诸病源候论》则大量运用五藏生克的理论来解释病候，成功地将"五行藏象"学说引入病机学理论；《千金要方》则首创以藏府类方的方法，使藏象学成为疾病诊治的规范与导向；而钱乙与刘完素将藏象理论引入到了治则学当中。由此最终完成了藏象学对中医学的改造工作，由《内经》所开创的五行藏象体系成为中医学最终的理论基础，其余所有的理论都是在五行藏象体系的规范与导向内逐步发展起来。以五行藏象为核心的藏象学理论体系，在唐宋时期也达到了其成熟的巅峰。

理论的僵化是伴随着其过度成熟而出现的。唐代孙思邈的《千金要方》是对早期医学思想最为重要的一次系统总结，藏象、病因、病机、诊断、证候、治则、方药等中医各个领域的理论都被有机地结合了起来，形成了一个成熟而完整的中医学理论体系。成熟的理论体系固然极大地方便了人们的学习与实践，但从另一方面讲也同样大大降低了人们继续探索与创新的欲望。这一时期，人们的关注点开始转向对各种方剂与药物的搜集，大型方书与本草著作不断涌现，而医学理论则由于缺乏创新而逐渐流于形式，被不假思索地转抄照搬，或牵强附会地随意运用。

另一方面，《内经》藏象体系中最重要的成果是，将源自经学的先验框架与医学实践得来的经验完美地结合在一起，但很可惜这一正确的方向在魏晋隋唐时期并没有得到足够的重视。这一时期的医家们普遍更迷恋于对精巧完美的先验框架的阐发，而对其如何与实践经验相结合却多有忽视，这就出现了诸如力图以五行生克思想解释一切医学现象的倾向。考察这一时期的历史，我们可以很容易地发现，虽然五行藏象体系的适用范围日渐扩大，但其实际的临床实用性却逐渐被削弱，这种理论与实践的体用分离现象日趋明显，

最终直至出现如《局方》这样，完全舍弃理论而单纯强调方证对
应的方法与思路，成为了医学发展的主导。理论出现如此的僵化与
衰落，推倒重建已经成为了一种无法回避的选择。

　　到了北宋后期，随着宋朝政治制度的日渐腐朽，其过度成熟的
医事制度也严重地阻碍了创新的出现，此时的中医学就变得日趋保
守僵化，在医学理论上，陈陈相因，人云亦云；临床上，墨守成
规，不知变通，医药事业如一潭死水，毫无生气。迨至北方金国兴
起，战乱频繁，连年灾荒，疾疫丛生，迫切需要医药事业的发展与
变革。北宋政府的灭亡，来自官方的僵化保守思想与垄断势力也随
之消失了，民间医家再度活跃起来，而宋代理学思想的兴起，为思
想界吹来了新风，也为中医学的变革提供了更加有利的理论武器。
金代的刘完素与张元素首先响应时代的号召，通过临床实践，揭开
陈腐俗套的弊端，创成一条新路，为革新的先锋代表。此后诞生了
以"四大家"为代表的一大批金元医家，整个医药局面为之焕然
一新。而随着中医学术的发展进入了变革与创新的时代，藏象学也
摆脱了"五行藏象"模式的束缚，而开始了其理论范式的根本性
转型。

第九章　新思想的出现与理论的转型（金元时期）

在中医学术发展的历史上，金元时期是一个变革与创新的时代，其影响极为深远。以金元四大家为代表的金元医学，思想开放，锐意进取，一扫唐宋以来因循守旧的暮气，整个医药局面为之焕然一新，中医学术的发展也从此进入了繁盛期。金元医学的成就也是多方面的。在藏象学方面，保守僵化的五行藏象体系影响力逐渐降低，不再占据主流地位，在宋代理学思想的影响下，新的理论与学说层出不穷，尤其是其中的阴阳太极学说成为新藏象体系的理论基础，命门、相火、元气等新概念逐步走进藏象学关注的中心视野，成为金元医家争相讨论的热门话题。

第一节　宋代理学思想对金元时期藏象学发展的启迪

《四库全书总目提要》曰："儒之门户分于宋，医之门户分于金元。"可见早在清代，医学界就已经意识到了宋代理学思想对中医学发展的巨大影响，尤其是在藏象学的领域，影响更加显著与突出。在理学的影响下，新思想与新理论不断涌现，其最主要的理论特征在于对旧有的五藏中心论思想的突破，五行学说的重视程度大大下降，而阴阳太极的学说则被引入，成为新思想的核心，这一变化最终导致了藏象学理论体系的根本性转型。

一、新思想出现的条件与机遇

金元时期是中医学术发展的转型期，新的思想之所以在这一时期出现，首先是学术发展的需要。自宋代之后，《内经》所开创的以五藏中心论为核心内容的藏象学理论体系，变得日趋僵化保守，流于形式，理论发展的停滞不前，又直接影响了对临床实践的指导，使得《局方》与成药大行其道，整个医界因循守旧、不思进取之风盛行。到了金元时期，战乱频繁，连年灾荒，疾疫丛生，这在客观上迫切需要医药事业的发展与变革，而理论的变革尤其重要。

　　然而，医学理论是不可能单独发展的，而必然要受到社会发展水平的制约，而这首先最为突出的问题就是要寻找新的理论工具。我们知道《内经》的五行藏象学体系实际上是受到两汉经学的启发而被创造出来的，也藉由经学的学术中心地位而获得了某种不证自明的真理性，因此藏象学的发展首先要依赖于新的思想工具对经学的突破，而这就是北宋时期出现的理学思想①。宋代理学的出现源于对僵化保守的汉唐经学的突破，汉儒治经，偏于注解，名物训诂；唐儒治经，上承汉儒，依注作疏，笃守"疏不破注"的原则，不仅以"疑经"为背道，而且以"破注"为非法，因而千年以来，儒学传承陈陈相因，千篇一律，严重束缚着思想界，扼杀了思想的自由创造。经过社会的不断发展与变迁，汉代的经学思想已经难以适应经世济用的需要，力图弥合这种体与用分离与矛盾的努力，正是宋代理学思想发展的原动力之一。医学的发展并不能脱离社会发展的大背景而单独存在，因此在这一时期，中医学领域内体与用分离情况也是非常普遍的，理论与实践脱节，尤以藏象学最为严重。面临挑战就需要有效的应对方法，而理学的成功恰好为中医提供了有力的思想武器。

　　藏象理论之所以会在金元时期出现转型，与医生个人素质的提高也有很大的关系。在宋代以前医家多以世代为医的职业医生为主，获取知识的来源多为其先辈口传心授，或自己的临床经验，这就带有很大的局限性。自宋代以后，印刷术广泛流行起来，知识的

---

　　①　纵观整个中医学术发展的历史，我们惊奇地发现了一个有趣的巧合，即大凡藏象学出现突破往往与儒学的发展有关。藏象学的发展是否与儒学有着内在深刻的联系呢？这一现象的出现究竟完全是偶然的巧合，还是有一些必然的因素呢？还需要我们进一步深入探讨。

迅速传播成为可能，理学思想在全社会范围内得到相当程度的普及。而北宋林亿校正古代医书的活动，作为古代医学知识的一次系统总结，也使医学理论得以广泛传播。因此，金元医家在个人的修养与素质上普遍高于前代。此外，宋代之后，随着社会等级观念的淡化，医生的社会地位逐步提升，北宋名相范仲淹就曾有"不为良相，则为良医"的名言。尤其是一些儒者另辟蹊径，将医学当作儒家格物致知的实践之一，希望由医学入手修心提高自己的儒学修养，进而最终达到经世济民之目的。此类医家在金元之后也不在少数，以朱丹溪"援儒入医"为代表。大量儒生进入医学领域，儒者多兼通医道，医者多通儒理，儒学与医学相互影响，相互渗透，客观上为理学思想对医学理论的改造创造了必要的条件与机遇。

理学思想的渊源，可以远溯至唐代的韩愈、柳宗元，但其真正发轫却是始于北宋初年的大思想家周敦颐，至熙宁年间，以邵雍、张载、二程等人为代表，一大批理学家不断涌现，各自创立新说，标志着理学思想的成熟。然而，此时的理学思想只是在文人士大夫之间的思想碰撞，即没有得到官方政府的重视，也没有真正流传至民间，因而对此时的医学也谈不上什么影响。迨至金国兴起，北宋灭亡，来自官方的僵化保守思想与垄断势力也随之消失了，新思想的影响也在北方逐渐扩大。以刘完素、张元素、李东垣等人为代表的民间医家再度活跃，在理学思想的启迪下，通过临床实践，揭开陈腐俗套的弊端，创出一条新路，成为革新的先锋代表。在南方的南宋王朝，虽然理学传承不绝，而且产生了朱熹这位集大成的思想家，但是由于政府对思想的控制仍然严密，理学思想仍然处于边缘化的地位，直至元朝灭宋后，才得以改观。朱丹溪以朱熹五传弟子的身份，转攻医学，正式"援儒入医"，自觉或不自觉地将大量的理学内容引入到医学领域，成为金元医学的集大成者，也最终完成了藏象理论形态的转型，为明代藏象学的大发展奠定了坚实的基础。

二、理学思想与观念对藏象学的影响

新的藏象学思想是在宋明理学的大背景中诞生的，尤其是朱熹的"理学"思想、张载的"气"学、周敦颐的"太极"理论，以及邵雍对"先天"思想的重视，都是其主要理论基础，而宋代易学的复兴，甚至包括道教学术的新发展，都为命门理论的诞生提供了充足的养料。与五行藏象体系相比较，宋明理学与两汉经学之间的差异也同样体现在医学领域：

首先，与汉儒宏阔不羁的思想相比，宋儒比较务实，大多已经放弃了两汉流行构建宏大的、无所不包的普适性理论体系梦想，转而追求发现理论中某一点的核心价值。如二程与朱熹论"理"，张载论"气"，陆九渊论"心性"，周敦颐论"太极"等，各执一端，自成体系。因此，受理学的影响，此时的医家谈论藏象，总喜欢针对某一个主要问题，引申出其理论体系，又因个人学识、经历、见解的不同，各家分流也自此而始。故《四库全书总目提要》曰："儒之门户分于宋，医之门户分于金元。"

在藏象学领域内，这一传统始于李东垣的脾胃学说。在宋代之前的医学典籍中，但凡专论藏象的章节，基本上都是采取五藏综述的方法，五藏平等，循环无端，并无任何一藏突出，这充分显示了汉代经学构建宏大的、无所不包的普适性理论体系的思想倾向。而李东垣在其代表著作《脾胃论》当中，首次打破常规，不再综述五藏，而是将"土为万物之母"的哲学理论引入到医学当中，提出"内伤脾胃，百病由生"的论点，以脾胃为中心，重点讨论内伤病的问题，其余诸藏多被忽略，这就很像宋儒们处理问题的方式。自李东垣之后，这种专论一藏的方法得到广泛的流行，五藏的中心地位被逐步弱化，而且藏象学的内容也不再局限于五藏六府，命门、相火、元气等概念逐步走进藏象学关注的中心视野之内，为明清时期藏象学的多元化发展奠定了基础。

其次，宋代理学对阴阳太极思想的重视也对藏象学的转型有重大的影响。宋学与汉学的另一个主要区别，是五行理论逐渐被淡化，而阴阳太极学说则大行其道。宋代理学的发轫，是以对易学的重新认识为开端的。魏晋隋唐之际，佛教思想泛滥，儒学逐渐式微，原因是多方面的，其中有一点是对宇宙本源的解释上，佛学中四大、四劫、三界六道、大千世界等精巧的宇宙论思想完全压倒了过度重视世俗伦理的儒家，比较而言，汉代经学确立的那种以五行万物归类为最终依据的宇宙论模型，则显得过于死板而缺乏变化。因此，宋代儒学的复兴，沿着"出入于释老"而"反求诸六经"的三教合一思路，首先是从道家思想中重新发现了易学的价值，通过对河图、洛书、太极图、先天图等道家神秘主义图式的重新解读，以哲学思辨的方式创造出理学自身的宇宙论结构①。在宋代理学的宇宙论解释中，阴阳思想占据极为重要的地位，是理学宇宙论的核心观念之一。如周敦颐在《太极图说》中论述曰：

> 无极而太极，太极动而生阳，动极复静，静而生阴，静极复动。一动一静，互为其根；分阴分阳，两仪立焉，阳变阴合，而生水火木金土，五气顺布，四时行焉。五行一阴阳也，阴阳一太极也，太极本无极也。五行之生也，各宜其性。无极之真，二五之精，妙合而凝。乾道成男，坤道成女。二气交感，万物化生，万物化生而变化无穷焉。（《太极图说》）

在这里周敦颐构建了一个生动的宇宙生成图式，从"无极"中化生"太极"的"动静"而有"阴阳"两仪，"阴阳"相互作用产生"五行"，而后两者相合，"乾道成男，坤道成女"，最终化生万物。如此则构成"无极" - "太极" - "阴阳" - "五行" - "乾坤男女" - "万物"的宇宙论结构，其中"阴阳"是作为宇宙本源的太极（或无极）化生天地万物的中心枢纽，其重要性甚至超过了虚悬于其上的"太极"。不只是周敦颐，包括张载的气学、二程与朱熹的理学等，"阴阳"都在其理论体系中占有极为重

---

① 《宋史·朱震传》说："陈抟以《先天图》传种放，放传穆修，穆修传李之才，之才传邵雍。放以《河图》《洛书》传李溉，溉传许坚，许坚传范谔昌，谔昌传刘牧。穆修以《太极图》传周敦颐，敦颐传程颢、程颐。是时，张载讲学于二程、邵雍之间。故雍著《皇极经世书》，牧陈天地五十有五之数。敦颐作《通书》，程颐著《易传》，造《太和》《参两篇》。"由此可知，宋代易学的流传，均源自宋初著名道士陈抟所发明之"图""书"之学，因而宋易乃至整个宋明理学均是受到道家思想深刻影响的。

要的地位，相比之下，汉代倍加重视的五行学说，则被搁置一旁，乏人问津。

这一点变化在藏象学领域内的影响非常深远。在宋代之前的藏象学，五行学说占有绝对的主导地位，阴阳学说的重要性则并不突出。人们论及藏象之阴阳时，要么是以藏府分阴阳，即藏为阴、府为阳；要么就是五藏之内分阴阳，即如一水二火（肝、心为阳，肾为阴）、二阳三阴（肺、心为阳，肝、脾、肾为阴）之类的内容，是一种特定的解释，并无多少实用价值①。而一藏之内再分阴阳（如心阴、心阳，肾阴、肾阳之类），并将之与盛衰虚实结合起来运用到临床中的，则是在金元之后才逐渐出现，这明显是受到宋明理学阴阳太极思想的影响与启发。

首先取得突破的是刘完素与张元素。刘完素把《内经》五运六气中"君火以明，相火以位"的君火与相火引入到人体藏象当中，以心为君火，命门为相火，首创命门相火说。如此，则"右肾属火不属水"，这是首次在一藏之内区分"水""火"不同的性质，是后世"肾阳"的最早表述，开"太极阴阳藏象"理论之先河。易水学派的创立者张元素在同一时期也论及命门相火，并进一步将之与"元气"联系起来，大大增加了命门的重要性。虽然刘完素与张元素两人的命门相火论更多的是从道家思想中获得的灵感，但与当时社会阴阳学说被普遍重视有关。此后阴阳学说在藏象学中的地位越来越重要，被众多医家争相采用，如李东垣的"火与元气不两立"理论与"内伤阴火"论等，均明显是受到了阴阳学说的启发，而王好古《阴证略例》重视藏府虚损，罗天益《卫生宝鉴》独辟三焦辨治等，也都同样可以看作对"太极阴阳藏象"理论的一种早期探索。朱丹溪可以被看作是"太极阴阳藏象"理论的开创者，他在"援儒入医"后，将大量的理学内容引入到医学领域，提出"人身各有一太极"的思想，其理论具有着很鲜明

---

① 唐代孙思邈在《千金要方》中将五藏六府与寒热虚实结合起来，虽然也是在同一藏府内出现了阴、阳的不同性质，但这只是病机学的解释，是病理情况下出现的异常，而在正常的生理情况下，藏府仍然是单一属性的。

的哲学色彩。例如在他对"君火""相火"的论述中，我们可以很
明显地感受到朱熹"天理""人欲"思想的影子。朱丹溪对藏象学
的贡献主要是相火论、阳有余阴不足论和藏府阴阳升降学说等，非
常明确地把阴阳思想作为其理论的核心，也为明代命门学说的大发
展提供了思路。

"先天"与"后天"的区分，在宋代理学中也是一个非常重要
的思想。北宋大儒邵雍首创先天之学，以数字符号表示宇宙生成和
发展的架构，形成一个数学化的纯形式的先验体系。所谓"先天
之学，心法也，故图皆自中起，万化万事，生乎心也……盖天地万
物之理，尽在其中矣"（《皇极经世绪言·先天象数第二》）。由此，
"先天"与"后天"的观念成为理学思想的重要组成部分。"先
天""后天"思想对中医学理论的发展具有重要的意义，两者的区
分虽然在《内经》中有一些思想的萌芽，但直至金元时期的医家，
在理学的影响下才对先后天的理论进行了充分的阐发。李东垣首创
脾胃为元气之本，并就先天元气和胃气间的关系进行了阐述，此后
"元气"的概念，借由理学对"先天"思想的重视而兴盛起来，成
为金元医家讨论的中心话题之一。此后，命门、肾、脾诸藏也纷纷
引入先后天的概念，成为藏象学新的发展方向，而直接启发了明代
医家对先天之本与后天之本的概括和论述。

此外，宋明理学在宇宙和世界本源问题执著的探索，也对藏象
学的发展产生了不可忽视的影响。尤其是明代之后的医家们，在理
学思想的影响下，也开始了对人体生命本源的追问，在探讨人体阴
阳水火的互根互用关系问题之后，更借太极而言人体先天，将太极
和命门相联系，构建了一个比五藏六府更高层次的藏象体系，完成
对《内经》藏象理论的根本突破。

第二节　五行藏象理论体系的继承与突破

以五藏中心论为核心内容的五行藏象理论体系，在宋代以前是
藏象学的中心与正统思想，在金元时期，这一趋势虽有所弱化，但
五行藏象仍然具有很大的影响力。其中，作为金元四大医家之首的

刘完素贡献最为突出，他将藏象学与运气学相结合起来运用于临床实践，为藏象学的临床应用开辟了新的路径。运气理论的流行，始自唐代王冰，其中五运指木火土金水主运，是古人运用五行属性特点阐明自然界的变化规律。人与自然界有密切的关系，自然界的五运也必然会影响到人体，因此，刘完素以取类比象的方法，将藏府病机与五运的变化联系在一起，归纳为"五运主病"，大大丰富了病机学的内容。如《素问玄机原病式·五运主病》云："诸风掉眩，皆属肝木。……诸痛痒疮疡，皆属心火。……诸湿肿满，皆属脾土。……诸气膀郁病痿，皆属肺金。……诸寒收引，皆属肾水。"此较《内经》病机十九条原文，虽仅加入木、火、土、金、水五字，但这是刘完素创造性地将五运与藏象结合起来，作为新的疾病分类纲领。在此基础上，刘完素进一步发展了《内经》中的"亢害承制"理论，将五运与藏象结合在一起用于临床治疗，从而最终将"五行藏象"理论引入到治则学当中，对后世的中医学有着深远的影响。

张元素创立的藏府辨证方法也具有很重要的意义。藏府辨证源自《内经》，始于《金匮》，后又经《中藏经》《千金要方》以及钱乙的《小儿药证直诀》发展，形成了以寒热虚实分析五藏病证的辨证方法。至张元素，在其代表作《医学启源》中将此辨证方法进行整理，使其更加系统与规范。张元素的藏府辨证主要包括四个方面的内容：首先，提出藏府的正常生理；其次，叙述了藏府的寒热、虚实脉证；再次，指出藏府诸病的种种演变和预后；最后，从补虚、泻实、温寒、清热等几个方面提出治疗藏府病症常用的方剂与药物。张元素的藏府辨证方法，理、法、方、药俱全，立论精当，自成体系，有很高的学术价值。

刘完素的"亢害承制"理论与张元素的藏府辨证体系，是"五行藏象体系"最后的重大发展，具有很高的学术成就。然而，这些理论仍然只是对旧理论的发挥，并没有摆脱旧模式的束缚，保守与僵化的思想依然桎梏着藏象学的发展。这时藏象学表现出的突出矛盾是：作为藏象学理论基础的五行生克学说是从哲学中移植过来的理论，并非来自临床实践的经验总结，因而其理论发展在思辨的层次上越是精巧完善，就越是远离临床实践的检验，最终演变为纯哲学玄思，而不再具有现实的临床指导意义。这与宋初儒学所面临的体用分离的困境是相同的，因而理学的精神很容易就引起了医学界的共鸣。对"五行藏象体系"的全面突破也就在理学思想的指引下展开了。

金元时期的医家具有很强的开拓精神，对藏象学的彻底改造是沿着两个不同的思路分别展开的，两者之间有区别也有联系，相互交融，共同为以后明清时期藏象学的多元化繁盛期打下了坚实的基础。第一条思路是以理学中的阴阳太极思想为理论基础，以《内经》与《难经》中被忽视的"命门""相火""元气"的理论概念为核心内容，逐步发展出一整套超越五藏六府的新藏象体系。这一思路最初始于刘完素，经张元素、朱丹溪等医家的发展，至明代孙一奎、赵献可、张景岳命门三大家之时最终发展成熟。此项内容将在后文中详述。另一条思路则最早始于李东垣，其基本思路是仍旧利用旧有的五藏六府框架，但摒弃其中僵化刻板的五行生克理论的桎梏，重新回归临床，从实践中总结藏象学的规律，重新认识藏府的功能与特性，以期完成对五藏六府理论内部的改造与重建。

李东垣对藏象学的最大贡献是其"脾胃论"的学术主张。李东垣对脾胃的重视，在很大程度上是从张元素的藏府辨证思想中继承而来。"藏府议病"是张元素的主导思想，而其中他对脾胃虚实的病证，有着更为系统、完整的认识与治疗方法，其根据脾喜温运、胃宜润降的特点，分别确定了治脾宜守、宜补、宜升，治胃宜和、宜攻、宜降的治则，深得脾胃之奥旨。李东垣作为张元素的入室弟子，全面继承了其藏府辨证思想，并进一步将脾胃的地位提高，作用强化，将"土为万物之母"的哲学理论也引入到医学当中，提出"内伤脾胃，百病由生"的论点。由此，李东垣一举突破了千年以来五藏循环平等、相互制约的传统思维方式，将"脾胃"置于诸藏府的中心位置，使脾胃成为高于他藏的人身之根本所在。

在李东垣的脾胃学说中，脾胃的中心地位是从两个方面的功能来体现的：首先，李东垣认为，元气是人生之本，而脾胃则是元气生化之源。这一思想来源于《内经》中对"气"的生成的论述，李东垣将之进一步与《难经》"元气"的概念结合（关于"元气"概念的大讨论，在金元时期藏象学发展中占有非常重要的地位，对此问题后文将有详述），认为内伤病的形成，乃是元气不足的结果，而元气之所以不足，实由脾胃损伤所致。因此，在其论著中，不厌其烦地反复阐述了脾胃与元气的密切关系："真气又名元气，乃先身生之精气，非胃气不能滋之"（《脾胃论·脾胃虚则九窍不通论》），"元气之充足，皆由脾胃之气无所伤，而后能滋养元气，若胃气之本弱，饮食自倍，则脾胃之气既伤，而元气亦不能充，而诸病之所由生也"（《脾胃论·脾胃虚实传变论》）。脾胃是元气之本，元气是健康之本，脾胃伤则元气衰，这是李东垣内伤学说的基本论点。其次，脾胃是精气升降运动的枢纽。李东垣认为，自然界一切事物都是时刻运动着的，这种运动决定着"天地阴阳生杀之理"，其形式则主要表现为升降浮沉的变化。在自然界的一年之气中，长夏土气居于中央，为升降浮沉变化的枢纽；而在人体精气的升降浮沉运动中，亦依赖作为气机枢纽之脾胃的居中调节作用。"盖胃为水谷之海，饮食入胃则精气先输脾归肺，上行春夏之令以滋养周身，乃清气为天者也；升已而下输膀胱，行秋冬之令，为传化糟粕，转味而出，乃浊阴为地者也。"（《脾胃论·天地阴阳生杀之理在升降浮沉之间论》）故有"脾胃为气血阴阳之根蒂"（《兰室秘藏·升阳除湿汤》）之说。因此，脾胃的气机升降功能对维持健康有非常重要的作用，只有脾气生发，元气功能充沛，才能维持正常的生理功能，阴火潜藏而不动；若脾气不升而下流，则阴火内炽上冲而为诸病。因此，李东垣非常重视脾胃在人体中的重要作用，反复强调"内伤脾胃，百病由生"的观点，提出"脾胃虚则九窍不通"，"胃虚则藏府、经络皆无所受气而俱病"，"胃虚，元气不足，诸病所生"等论点。

　　由以上内容可知，李东垣的脾胃学说实际上是从《内经》"气"的生成与输布理论发展而来，而李东垣在其中特别强调脾胃的作用，正是由于其在元气的化生与升降运动中居于中心枢纽地位，因此，脾胃成为了先于他藏的更为根本的存在，地位更加重要。故《脾胃论·脾胃胜衰论》曰："盖脾胃不足，不同余藏，无定体故也。其治肝、心、肺、肾，有余不足，或补或泻，惟益脾胃之药为切。"脾胃学说在后世有着非常深远的影响，李东垣也因而被后世称之为"补土派"。

第三节　阴阳思想对藏象学的影响与改造

宋代理学出现之后，阴阳的动静消长已经逐渐取代了五行休王生克，成为哲学界讨论事物运动变化的基本思路与中心话题，这一趋势也逐渐影响到了医学界，中医的理论也逐渐受到了"阴阳"思想的影响与改造。

首先受到阴阳思想影响的同样是刘完素，不过刘完素在阐述其理论时用的是"水火"的概念，其理论灵感很可能主要来自于道教内部秘密流传的"内丹"学，其理论中虽大量地体现出阴阳思想的影响，但更多地属于不自觉的运用。刘完素在藏象学最大的贡献是其首创的"命门相火说"，在其中提出"右肾属火不属水"的论点：

心为君火，肾为相火，是言在肾属火而不属水也。经所谓膻中者，臣使之官，喜乐出焉。故膻中者在乳之间，下合于肾，是火居水位，得升则喜乐出焉。虽君相二火之气，论其五行造化之理，同为热也。故左肾属水，男子以藏精，女子以系胞。右肾属火，游行三焦，兴衰之道由于此。故七节之旁，中有小心，是言命门相火也。（《素问病机气宜保命集·病机论》）

这一理论是首次在同一藏之内区分"水""火"不同的性质。这一表述可以被视为"太极阴阳藏象"理论最初的萌芽，自刘完素之后，"命门"与"相火"成为藏象学发展的中心话题，而其中的阴阳动静消长变化则是各家讨论的核心内容。

自刘完素之后，阴阳思想开始逐渐在方方面面渗透到中医学领域内，不过首先被改造的并不是藏象学，而是病机学。在刘完素的"阳气拂郁"论、李东垣的"内伤阴火"论和王好古的"阴证"论中，都充满了阴阳辨证的思想，尤其是李东垣的"火与元气不两立"的理论，很明显是受到了阴阳学说的启发。但是，此时的医家们更多的是不自觉地受到了阴阳思想盛行的影响，而并不是有意识地将阴阳学说引入到中医理论中。

朱丹溪可以被看作是"太极阴阳藏象"理论的开创者，他本人曾师从朱熹的四传弟子许谦，专攻儒学，具有很深的理学造诣。在其四十岁之后朱丹溪因母病而刻志于医，并另辟蹊径，将医学当作儒家格物致知的实践之一，认为"医者，儒家格物致知一事，养亲不可缺"（《丹溪心法·序》）。朱丹溪将医学与儒家的学问相融合起来，自觉或不自觉地将大量的理学内容引入到医学领域中，由此开创了"援儒入医"的传统。北宋理学阴阳太极学说对朱丹溪的影响很深，其主要学术观点"相火论""阳有余阴不足论"，都是在刘、张、李诸家学说的基础上，"又复参以太极之理"改造而成，并且提出"人身各有一太极"的思想，其理论有很鲜明的哲学色彩。

朱丹溪所参的太极之理来自周敦颐《太极图说》中的宇宙生成模式，而朱熹对周氏的理论进行了改造，提出"太极生阴阳，理生气也"（《太极图说注》），"太极理也，阴阳气也，气之所以为动静者，理为之宰也"（《朱子大全·太极图章句》），将周敦颐的"无极－太极－阴阳－五行－万物"的宇宙生成图式，替换简化为"理－气－万物"的图式，其中"理"即"太极"是世界的本原与主宰。而朱丹溪作为朱熹的五传弟子，对这一思想深有心得，并以此为依据，对其医学理论进行了全面的改造。在"相火论"中朱丹溪就以太极之理解释了君相二火的生成与性质：

> 太极，动而生阳，静而生阴。阳动而变，阴静而合，而生水、火、木、金、土，各一其性。惟火有二：曰君火，人火也；曰相火，天火也。火内阴而外阳，主乎动者也，故凡动皆属火。以名而言，形气相生，配于五行，故谓之君；以位而言，生于虚无，守位禀命，因其动而可见，故谓之相。天主生物，故恒于动，人有此生，亦恒于动，其所以恒于动，皆相火之为也。（《格致余论·相火论》）

在这一理论中"太极"作为世界的本原而被虚置起来，而

"阴阳"的动静变化则处于理论的核心地位，"阴阳"是通过"动静"来体现的，因此说"火内阴而外阳，主乎动者也"，"其所以恒于动，皆相火之为也"，这些思想成为朱丹溪"相火论"的核心观念，阴阳学说也成了中医理论的推衍工具。

"阳有余阴不足论"是朱丹溪的另一重要理论，也是其学术思想的中心内容。在这一理论中他充分发挥了朱熹"阴阳气也"的观点，将人体的气血解释为阴阳，"人受天地之气以生，天之阳气为气，地之阴气为血，故气常有余，血常不足"（《格致余论·阳有余阴不足论》）。朱丹溪的"阳有余阴不足论"，究其本质内容，是针对人体生殖机能而阐发情欲伤身机理的养生专论，然而，其以阴阳气血为物质基础来讨论人的体质禀赋，也是对藏象学的一次重要发展。在阴阳的关系上，朱丹溪强调"阳常有余，阴常不足"的理论，这实际上是借用了理学的阴阳观，如北宋大理学家程颢就认为："天地阴阳之运，升降盈虚，未尝暂息，阳长盈，阴常亏。"（《百源学案》） 这一思想实际上在很大程度上是受到了日盈月亏的启发，朱熹也有"但常受日光为明"（《朱子性理语类》）的观点。朱丹溪在说明人体气血、阴阳的有余不足时，也同样是以日月的阳大阴小、阳实阴缺为其理论依据的。"日实也，亦属阳，而运于月之外；月缺也，属阴，禀日之光以为明者也。人身之阴气，其消长视月之盈缺。"（《格致余论·阳有余阴不足论》）

朱丹溪的"阳有余阴不足论"重点在于阐释人生整个过程阴精难成易亏的本质。除气血外，朱丹溪的"阴阳"在此有更深层的解释，"阴"代表了人体生殖机能的物质基础，而"阳"则特指人无涯的情欲而言。在人的生长发育过程中，男子十六女子十四方才精通经行，具有生育能力，而作为生殖机能物质基础的"阴气"则"年至四十"而"自半"，男子六十四女子四十九便精绝经断，因而"阴气之成，止供得三十年之视听言动，已先亏矣"（《格致余论·阳有余阴不足论》）。而人的情欲妄动可触发君相火动，"精血易耗"，因而存在着阴阳之间的不平衡关系，"阳易亢，阴易乏"，故"人之情欲无涯，此难成易亏之阴气，若之何而可以供给也？"（《格致余论·阳有余阴不足论》） 在朱丹溪对"阳有余阴不足"的论述中，我们可以很明显地感受到朱熹"存天理，灭人欲"思想的影子。

　　阴阳学说贯穿了朱丹溪的整个学术体系，除了"阳有余阴不足论"外，阴阳升降学说也有着很重要的地位。朱丹溪认为，人体是一个动态平衡的有机整体，而升降则是体现人体生理活动的一种重要形式，人体的阴阳、水火、气血、藏府的升降运动贯穿于生命的始终。在此之前，李东垣曾论阳升阴降，且特重阳气的升发，朱丹溪接受了李氏的观点，而又以"阴阳比和"为出发点，进一步阐明了"阴升阳降"的问题。朱丹溪认为，人身之气"阳往则阴来，阴往则阳来，一升一降，无有穷已"（《局方发挥》）。以五藏而言，"心肺之阳降，肝肾之阴升"（《格致余论·鼓胀论》）。就水火而言，"心为火居上，肾为水居下，水能升而火能降，一升一降，无有穷已"（《格致余论·房中补益论》）。这一思想也明显是受到宋代易学的启发，以此说明阴阳、水火、气血的正常升降，是阴平阳秘、水火既济以及气血冲和的重要保证。在《内经》中曾论及"肝左肺右"，并发展为"肝升肺降"的理论，主要是以五行学说肝木肺金的特性作为其理论基础。至金元后的气机升降理论则放弃了五行，而以阴阳的消长运动作为理论基础。这其中理学，特别是宋代易学的思想均有很重要的影响，尤其是朱丹溪的"阴升阳降"思想，明显是对易学中"泰""既济"等卦阴阳交感思想在医学中的运用。

　　理学思想作为朱丹溪医学思想的核心观念，对后世的影响非常深远，至朱丹溪，藏象学已基本实现了理论范式的转型，阴阳思想替代了五行，成为主宰中医藏象学理论的核心观念，这一新的藏象学理论体系以刘完素为萌芽，由朱丹溪所开创，至明代的命门学说则发展成熟，最终实现了对《内经》藏象体系的全面超越。

第四节　金元医家讨论的中心话题

　　在中医学的发展史上，金元时期是个思想活跃、人才辈出的时代，随着新思想、新理论的不断涌现，金元医家关注的对象也发生了巨大的变化，在藏象学领域内，命门、元气、三焦与相火等概念成为医家所竞相讨论的中心话题。

一、命门

金元时期的命门理论，是上承《难经》"命门"说而发展起来的。在《难经》中"命门"是右肾的别称，主要继承了肾藏"藏精"与"主生殖"的部分功能，其五行属性与肾藏同属于水。在由汉至宋上千年的时间里，"命门"的概念原本只是作为肾藏的一部分存在的，医家论述大多转述《难经》，在五行藏象体系中并无特别的意义。然而，到了金元时期，由于理学的影响导致新思想的流行，旧有的理论框架已经很难满足医学发展的需求，医家们迫切需要寻找到可以承载新思想与新理论的支点。在这样的背景下，原本处于边缘地位的"命门"概念受到空前的重视，被改造为新理论的雏形。

命门学说的新发展是从刘完素开始的，其最大的贡献是其首创的"命门相火说"，在其中提出"右肾属火不属水"的论点，上节已述，此处不再重复。此外刘完素还首创一重要理论，认为命门为"心包络"之藏：

> 今详近代医书及世工所论，皆不知心包络之藏若何形状及何处所居，咸云有名无形……岂不详经言七节之旁，中有小心。然人之脊骨，有二十一节，从下第七节之傍，左为肾，右为命门。命门者，便是心包络之藏，以应手厥阴之经，与手少阳三焦合主表里。二经皆是相火，相行君命，故曰命门，而义昭矣。（《素问要旨论·通明形气篇第七》）

《内经》中所言之"心包"，其最初的目的是为补充五藏六府配十二正经之缺而被创造出来的，本无多少实际意义，但刘完素通过巧妙的移花接木之法，将命门指为"心包络之藏"，即可使命门摆脱右肾的限制，而上升为与五藏平等的另一藏，变五藏六府为六藏六府。《伤寒直格·阴阳藏府》曰："脾、心、肝、肺、肾兼包络，为六藏。胃、小肠、胆、大肠、膀胱兼三焦，为六府。"这一理论为未来的命门学说打开了巨大的发展空间。自刘完素后，命门与心包络的关系虽并没有得到广泛的重视，但命门作为独立于五藏之外之另一藏府的观念已然深入人心。

在同一时期，易水学派的创始人张元素也论及命门相火之说。他在《藏府标本药式》曰："命门为相火之源，天地之始，藏精生血，降则为漏，升则为铅，主三焦元气。……三焦为相火之用，分布命门元气，主升降出入，游行天地之间，总领五藏六府，荣卫经络，内外上下左右之气，号中清之府。"将命门定位"相火之源"，同样坚持了命门属火论的观点。并且，张元素跨越了"心包络"，而把相火与命门、三焦直接联系起来，较刘氏之论更为浅近并易为人们所接受。此外，张元素关于命门相火与三焦元气关系的推导，是借用了道教中炼丹术理论，由此道教中流传的龙虎丹鼎之学也被引入了藏象学理论之中，成为后来明代命门学说大发展的重要思想来源之一。

除刘、张二人外，李东垣更为重视命门藏精、系胞的生理功能，其在《兰室秘藏·斑疹论》中说："夫胞者，一名赤宫，一名丹田，一名命门，主男子藏精施化，妇人系胞有孕，俱为生化之源，非五行也，非水亦非火，此天地之异名也，象坤土之生万物也。"此说首次将道教"丹田"的概念引入命门理论当中，也是后世胞宫命门说的滥觞。此外，王好古、朱丹溪等医家也分别论述了命门治疗用药的问题。

二、元气

"元气"的概念同样出自于《难经》（《难经》中作"原气"）。自北宋之后，理学思想开始流行，其对世界本源问题执著的探索，也深刻地影响与改变着医学的观念。"元气"作为人体诸气之本，地位得到逐步提升。首先提出重视"元气"的，其实并非金元医家，而是南宋的陈无择，《三因极一病证方论·水肿叙论》曰："夫肾主元气，天一之水生焉；肺主冲化，地四之金属焉。元气乃水中之火，所以太阳合少阴，主精髓以滋血；冲化乃土中之金，所以太阴合阳明，主肌肉以养气。"明确提出"元气乃水中之火"，这明显是受到太极图中阴中有阳、阳中有阴思想的启发，仿效了太

极阴阳鱼的模型图式，这一理念被后来明代的命门学说所普遍
采纳。

在北方金国的医学界，随着命门学说的升温，"元气"也随之
变得日益重要。刘完素与张元素都对此有所阐发，尤其是张元素，
其藏府辨证思想非常重视藏府元气的作用。李东垣作为张元素最杰
出的弟子，在全面继承张元素学术思想的基础上，构建了一整套
"元气"理论。与传统的肾主元气思想不同，李东垣认为，人身元
气由先天所生，后天所长，因此特别重视脾胃对元气的滋养作用，
故曰"真气又名元气，乃先身生之精气，非胃气不能滋之"（《脾
胃论·脾胃虚则九窍不通论》）。在病理上，李东垣认为元气与阴
火具有相互制约关系。元气是人体的生命之源，也是健康之本，由
脾胃所滋养；而脾胃内伤又可导致"阴火"内燔，产生内伤热中
的病证。因此，李东垣把这种"阴火"称为"元气之贼"，并曰
"火与元气不两立，一胜则一负"（《内外伤辨惑论·饮食劳倦
论》）。

三、三焦

随着"元气"概念成为学术讨论的中心话题，而六府中具有
"主持诸气"与"通行元气"作用的三焦，在金元时期也受到空前
的重视。三焦通行元气的功能最早出现在《难经》中，这一理论
在金元时期则得到进一步的发展，借助元气作为人体的生命之源的
地位，使三焦也获得某种超出其他藏府的特殊性。如张元素在
《医学启源》中曰："三焦者，人之三元气也，号曰中清之府，总
领五藏六府，荣卫经络，内外左右上下之气也。"罗天益也认为，
三焦是元气散布之所，三焦气机调畅，是五藏六府安和的必要条
件，因此他在临床中首创以三焦气机变化分析病机的方法，为后世
研究三焦病机与辨证奠定了基础。此外，在金元时期，三焦还被认
为是与命门藏相表里，并增加了"产生相火"的功能。《内外伤辨
惑论·饮食劳倦论》曰："相火，下焦胞络之火，元气之贼也。"
这也是三焦理论的一个重要发展。

四、相火

"相火"的概念出自《内经》"君火以明，相火以位"之说，刘完素将这一理论移植到藏象学的领域中，以心为君火，命门为相火，由此引发了金元时期关于相火的大讨论，几乎所有著名医家都参与到其中，成为当时医学界最为重要的话题。前述关于命门、元气、三焦等理论的发展，也与相火的大讨论有着非常紧密的联系。

刘完素首创"命门相火说"，成为相火大讨论的发起者。"相火"的概念，最初是从"六气"中发展起来的。《伤寒直格·阴阳藏府》曰："肝与胆风木也，心与小肠君火暑热也，包络及三焦相火也，脾与胃湿土也，肺与大肠燥金也，肾与膀胱寒水也。"刘完素以六气中的"暑"为君火，"火"为相火，并将之与三阴三阳、十二正经以及六藏六府（刘氏以命门为心包络之藏，与五藏合为六藏）联系起来，其中"相火"属于命门（包络）与三焦。后来此说为张元素所采纳。《医学启源》曰："包络戌相火手厥阴，三焦亥相火手少阳。"由此则构成了相火理论最初的雏形。

继刘、张二人之后，张子和与李东垣也分别对相火理论做出了发展。张子和从三消证入手，认为"六气之中，惟火能消物"，认为相火过盛会对人体健康产生伤害，并提出君、相火的正化、对化之说："盖五藏，心为君火正化；肾为君火对化；三焦为相火正化；胆为相火对化，得其平，则烹炼饮食，糟粕去焉；不得其平，则燔灼藏府，而津液竭焉。"（《儒门事亲·三消之说当从火断》）将"胆"也引入到相火理论当中。李东垣则从"内伤脾胃"思想出发，将相火与元气相对立起来，认为相火是"元气之贼"，《内外伤辨惑论·饮食劳倦论》曰："既脾胃虚衰，元气不足，而心火独盛。心火者，阴火也，起于下焦，其系系于心，心不主令，相火代之；相火，下焦胞络之火，元气之贼也。火与元气不能两立，一胜则一负。"此说对后世影响巨大。

在刘完素与张元素的理论中，"相火"概念的定位还是非常模糊的，更多的是属于思辨的结果。而张子和与李东垣二人则均将"相火"视为破坏人体健康的力量，这一思想直接启发了朱丹溪的"相火论"。

朱丹溪对相火的论述，包括相火之常与相火之变两方面的内容。首先，在正常的状况下，相火是维持生命活动的动力。朱丹溪认为，人的生存离不开动与静两个方面，其中动是基本的、主要的，而人体"动"的产生，正是由于相火作用的结果。故"天主生物，故恒于动，人有此生，亦恒于动，其所以恒于动，皆相火之为也"。又曰"天非此火不能生物，人非此火不能有生"（《格致余论·相火论》）。朱丹溪认为，相火是以肝肾精血为其物质基础，"寄居于肝肾二部"，并与心包络、三焦、胆及膀胱等藏府有密切的关系，因为"胆者肝之府，膀胱者肾之府，心胞络者肾之配，三焦以焦言，而下焦司肝肾之分，皆阴而下者也"。朱丹溪还强调，相火之动的正常与否还与五藏的功能活动情况密切相关，"彼五火之动皆中节，相火惟有裨补造化，以为生生不息之运用耳"，故凡人体藏府、经络、气血等正常功能活动以及生命的延续，无不体现了相火的重要作用。

但是，在另一方面，若相火妄动则为贼邪，必然会导致病变的发生。相火作为人身之动气，对人体藏府组织的生理活动具有推进作用，是人体不可缺少的，但若妄动而无制，藏府机能活动亢进，就会耗损阴精、伤人元气，变成损害人体健康的贼邪。朱丹溪继承了李东垣的思想，认为"相火之气，经以火言之，盖表其暴悍酷烈，有甚于君火者也，故曰相火元气之贼"（《格致余论·相火论》）。引起相火妄动的原因很多，如情志过极、饮食厚味等，而其中朱丹溪最为强调人之"情欲无涯"而导致色欲无度的因素，这一点很明显带有程朱理学中"存天理，灭人欲"思想的影子，这与朱丹溪作为朱熹五传弟子的身份有很大关系。朱丹溪认为，人之六欲七情之伤，常先激起藏府之火（即"五性厥阳之火"），然后煽动相火，煎熬真阴。即所谓"五藏各有火，五志激之，其火随起"（《局方发挥》），随之"相火易起，五性厥阳之火相煽，则妄动矣，火起于妄，变化莫测，无时不有，煎熬真阴，阴虚则病，阴绝则死"（《格致余论·相火论》）。心藏神，为五藏六府之大主，心火为君火，因此朱丹溪也特别强调心火之动与相火妄动之间的密切联系，认为："主闭藏者肾也，司疏泄者肝也。二藏皆有相火，而其系上属于心。心君火也，为物所感则易动，心动则相火亦动，动则精自走，相火翕然而起，虽不交会，亦暗流而疏泄矣。"（《格致余论·阳有余阴不足论》）

概言之，丹溪所言之相火，为人体功能活动的推动力，对人体十分重要；而相火妄动则是指人体的机能处于亢奋的一种病理状态，会耗损阴精、伤害元气，对人体有极大的危害。故朱丹溪的"相火论"与"阴有余阳不足论"，为阐发其预防与摄生思想及倡导滋阴降火学说提供了理论依据。

第五节　理论范式转型的完成及其历史意义

金元时期，在中医藏象学发展的历史上，有着非常重要而独特的地位，在这一时期，藏象学理论的形态与范式完成了第一次根本性的转型，以两汉经学为理论基础的"五行藏象"体系开始衰落，而以宋明理学为理论基础的"太极阴阳藏象"学说逐渐盛行。这一转变始自刘完素开创的命门相火理论，而经过张元素、张子和、李东垣、王好古、罗天益等人的发展，至元代医家朱丹溪集新思想之大成，其主要贡献——相火论、阳有余阴不足论和藏府阴阳升降学说等，非常明确地把阴阳思想作为其理论的核心，朱丹溪对藏象学的贡献，也为明代命门学说的大发展提供了思路。而朱丹溪本人也可以被看作是理论范式完成根本性转型的标志。

太极阴阳藏象体系的理论范式，我们可以将之概括为"命门阴阳"理论模型，包括以下几方面的内容：其一，新思想打破了五藏间的平衡关系，是针对某一问题，建立某一藏府的主导地位，其他藏府围绕其重新确定关系，这一特征最突出的例子就是李东垣的《脾胃论》。这一改变具体表现为对两宋以前盛行的五行藏象理论体系先验框架的忽视与破坏，虽导致理论的普适性下降，适用范围较局限，但与临床实践的联系更加紧密，更符合医学本身所追求的目标。其二，阴阳太极学说在理论构架中占有主导地位，人体中的阴精与阳气受到充分的重视。而且，在金元时期出现了在同一藏府内部划分阴阳的趋向，这一趋向首先表现为对命门与肝肾（相火）阴阳水火性质的讨论，而最终在明代以后扩展到所有涵盖藏府的普适性方法。阴阳的盛衰、消长、变化及其相互转化成为医家争相讨论的重点内容，同时"先天"与"后天"等哲学概念也被引入到藏象学当中来，被广泛运用于解释疾病与指导治疗。第三，《难经》中命门概念被发展起来，与道教中的"丹田"理论及周敦颐的"太极"学说相结合，与元气、相火等理论相结合，成为新理论体系的核心内容。这一思想在明代又得到进一步发展，最终导致明代命门学说的大发展，从而最终完成了对五行藏象理论体系的根本性超越。

金元时期理论范式的转型，在藏象学的发展历史上有着非常重要的意义，主要体现在两个方面：首先，新思想的出现标志着理论向临床实践的回归。早期的五行藏象体系起源于哲学思辨，并非对医学思想与经验的总结，在《内经》之后虽然实现了与医学实践经验的结合，但两者间仍然存在着巨大的差异。为解决这一矛盾，藏象学对中医诊断学、病机学、证候学、治则学等理论进行全面的规范与改造，而最终形成了一个成熟而完整的中医学理论体系。然而，伴随着理论成熟的是其僵化的出现，实践经验与思辨的矛盾只是在表面上得到了统一，而并没有得到根本解决，因此强行规范理论的结果就是理论与实践的脱节。这一点在两宋时期表现尤为突出，人们的关注点开始转向对各种方剂与药物的搜集，医学理论则流于形式，被普遍忽视，最突出者如风行天下的《局方》，方药与症状直接对应，完全省略掉了理论的环节。金元时期新思想最突出的特征，正是追求理论向临床实践的回归，突破了精巧而又死板的五行藏象先验框架的桎梏，直接从临床实践经验出发总结藏象学理论，重新发现藏象学的价值。

其次，理论转型开拓了中医学的视野。随着太极阴阳藏象体系的出现，阴阳、命门、元气、相火新的概念和理论被逐步发展起来。这些名词虽然都可以在《内经》与《难经》当中找到出处，但金元之后被赋予了全新的意义，建立了全新的理论。由此，除五行藏象理论体系外，又出现了一种全新的太极阴阳藏象理论体系，为中医学理论的发展开拓了一片新的领域，也为明清时期中医藏象学理论的多元化发展创造了条件。

第十章 藏象学理论的多元化发展（明代至清代中期）

明清时期，在中医学术发展的历史上占有非常重要的地位。这一时期的理论发展以各家分流与学术争鸣为主要特征，促进了中医理论发展的空前繁盛并逐步走向成熟。在此大背景下，中医藏象学的发展也进入了一个理论多元化的时代，成为藏象学发展的最繁盛期。我们现今所熟悉的各种藏象学理论，大多都是承袭明清医家的观念，并最终定型的。在五藏的理论与实践方面，明清时期全面继承了金元时期新思想的转变，五行藏象先验框架被忽视与边缘化，医家直接从临床实践经验对五藏功能与特性重新进行系统总结，标志着藏象学向临床的全面回归；另一方面，太极阴阳藏象体系也逐步发展成熟，藏府阴阳的变化成为辨证施治的重要理论基础，三大命门学说的出现更是太极阴阳藏象体系发展成熟的标志，而精气神、先后天等道教与理学的理论，也被引入到医学领域内，成为藏象学理论的重要组成部分。此外，明末到清代前期的温病学派也发展了如膜原、卫气营血等对人体的新认识，在临床实践中有重要的指导意义。

第一节 对五藏理论的发展与总结

经过唐宋金元数百年的发展，明清时期的中医理论发展又进入了另一个繁荣期，藏象学作为中医学理论的基础，也受到了广泛的重视，又进入了一个全面总结的时期。五藏理论是中医藏象学的根基，金元时期的新思想虽然引入了命门等新的概念与内容，开拓了新的视野，但这丝毫没有影响到五藏理论的重要地位与作用，而只是作为五藏六府的一种补充而存在。然而，新思想仍然不可避免地影响到了五藏理论本身，旧的框架被突破，新的理论发展起来，理论的形态与范式也发生了重要的变化。

一、解剖学的新发展

中医的解剖学，可以追溯到《内经》之前的先秦时期，北宋《欧希范五藏图》和《存真图》的出现标志着中国解剖学发展的最高峰。随着宋代理学的兴起，中医没有走上实验医学的道路，解剖学的发展也随之停步不前。到了明代，各家分流的趋势明显，理论探索与学术争鸣之风日盛，客观上推动了藏象学大发展。而解剖学作为藏象学的理论基础，在这一时期也受到了相当的重视，尤其是关于对人体藏府的形态结构的认识，较此前有了很大的发展。明清如龚廷贤的《万病回春》、孙一奎的《医旨绪余》、李梴的《医学入门》、张景岳的《类经图翼》、赵献可的《医贯》、李中梓的《医宗必读》等书中，均有大量相关的论述。这些描述较两千年前的《内经》与《难经》显然要更加详细准得多，而且图文相配，纠正了以往一些认识上的错误与模糊之处。

在这其中，需特别提出的是对"心包络"的认识。在古医籍中关于心包络的部位与形态一直有着"有形"与"无形"之争，如《难经·二十五难》曰："心主（指心包络）与三焦为表里，俱有名而无形。"而在明代以后，认为心包络为有形之藏成为医家的共识，如《医贯·内经十二官论》曰："心之下有心包络，即膻中也，象如仰盂，心即居其中。"《医学正传·医学或问》曰："心包络，实乃裹心之包膜也，包于心外，故曰心包络。"对这一概念认识的统一，不仅明确了心包络本身在藏象理论体系中的地位，并且进一步澄清了命门与心包络的关系，使命门的概念与"心包络之藏"分离，为命门理论的发展拓展了空间。

对人体解剖学的重视还表现在"内景图"的广泛流行。然而，与宋代藏府图不同的是，这些各种各样的内景图实际上大多并没有解剖学基础的支持，而更多的只是医家主观臆想的产物，被医家根据理论的需要而随意绘制，其目的也并不是为了详细描述人体真实的解剖结构，而更多的只是为了更好地说明与表现自己提出的理论。如明代张景岳为说明其命门学说，就在《类经图翼》"内景图"中，将根本不存在解剖结构的"命门"标注于膀胱与直肠之间。

二、对藏府功能与特性的总结与补充

中医对藏府功能与特性的认识始自《内经》，但其内容大多较为零散，未经很好的归纳与总结。此后魏晋至两宋时期的上千年时间里，藏象学发展的重点在于充满了哲学思辨意味的五藏五行归类与生克制化思想，对于具体的藏府功能与特性很少论及，而且主要表现为病机与证候的内容，并没有上升到抽象的藏象学范畴。金元时期的新思想令藏象学在此回归临床，从实践经验中总结出的藏府功能再次受到重视，这一转变是从李东垣的《脾胃论》开始的，至明代以后，对由实践归纳得出的藏府功能特性的重视逐渐成为传统，而五行框架在藏象学中的作用被逐渐弱化。

心藏的功能主要被归纳为主血脉与主神志两个方面，在《内经》中均已有大量论述。而在明清时期，医家们通过对实践经验的提炼与总结后，又提出了心主阳气和心主汗液的新理论。心主阳气之说应源于《内经》中心为"阳中之太阳"之说，随着理学阴阳思想深入人心，肾与心作为阴阳水火的代表，其地位与作用日趋重要，心藏也成为主持阳气的首要藏府。故高士宗把心比喻为人身之"日"，"盖人与天地相合，天有日，人亦有日，君火之阳，日也"（《医学真传·头痛》）。认为心中阳气能推动血液运行，温养全身，使人体生机不息。在脾胃的腐熟运化，肾阳的温煦蒸腾及全身水液代谢等生理过程中，心阳均起着重要的作用。心主汗液源于《内经》中"五液"学说，但在明清时期"心为汗"之说受到普遍重视，无论是在理论还是临床上的作用都远远超过其余的四液，这很可能是由于汗液在临床上的意义较涕、泪、涎、唾更加重要的缘故。由于汗为津液所化，血与津液又同出一源，因此汗液与血的关系特别密切，有"汗血同源"之说，如《医宗必读》说："心之所藏，在内为血，发为外者为汗，汗者心之液也。"

"肺为娇藏"之说，始于明代。赵献可《医贯·咳嗽论》曰：

"肺为娇藏，畏热畏寒，火刑金故嗽，水冷金寒亦嗽。"薛己《薛氏医案·难经本义》曰："肺主皮毛而在上，是为娇藏，故形寒饮冷则伤肺。""娇藏"一词非常形象而准确地概括出了肺藏的生理、病理特性。"娇"具有娇嫩、娇弱之义，即是指其在解剖形态上"肺叶莹白""虚若蜂窠"（《医宗必读》）的形象，同时更多的是指其肺气柔弱，易受邪侵的特点，"肺气一伤，百病蜂起"（《理虚元鉴》），这是长期以来对肺藏病理，尤其是对外感病病理的临床观察基础上，归纳总结得出的。在此认识的基础上，肺藏成为温病学派研究的重点，故叶天士曰："温邪上受，首先犯肺。"其卫气营血辨证与吴鞠通的三焦辨证均将肺藏作为最为首要的因素来考虑。以临床观察的视角来看待"肺为娇藏"之说，肺藏"风则喘，寒则嗽，湿则痰、火则咳"（《理虚元鉴》），故肺藏之喜恶也需要格外的重视，除《内经》中已有渊源的"喜润恶燥"之说外，六淫其实均为肺藏之所恶，《临证指南医案·肺痹》曰，"其性恶寒，恶热，恶燥，最畏火、风"，因其"以清虚之藏，纤芥不容，难护易伤故也"（《理虚元鉴》）。

肺的宣发与肃降功能也是在这一时期定型的，尤其是"肃降"功能，在《内经》中并无明确表述。肺五行属金，肺气肃降应当是从"金"行的特性推导而来，早在李东垣的《内外伤辨惑论》就有"收降藏沉之源出于肺气之上""肺金收降之气"之说，这一理论被后世医家所普遍接受。如《临证指南医案·肺痹》曰："肺……秉清肃之体，性主乎降。"《医原·人身一小天地论》曰："人之身，肺为华盖，居于至高，一呼一吸，与天气相通，体极轻虚，用主肃降，肺固人之天也。"同时，由于肺的宣发与肃降主要指肺有通调水道的功能，对体内水液输布、运行与排泄起着重要的作用，故又有"肺主行水""肺为水源"之说。清·汪昂在《医方集解》中即称"肺为水之上源"。将肃降功能责之于肺之所以在明清时期成为医家共识，一个重要原因在于其得到了临床实践的支持，病理（如"郁证"概念的流行，导致医家对"诸气膹郁，皆属于肺"病机的重视）与治疗（如"提壶揭盖"治疗方法的应用）上的反证对理论起到了验证与推广的作用。

脾藏的基本功能是"运化"，但在《内经》等早期医学文献中这一功能与胃的区分并不明显，常常脾胃混用。明代以后，脾主运化与胃主受纳的功能出现严格划分的趋势，凡是与升清有关，转运无形之气的，均属于脾藏；凡是与降浊有关，通行有形之物的，均属于胃府。这一理论应当源于藏府阴阳升降学说的类比，自李东垣提出后，已成为明清医家所遵循的一个重要理念。由此，则脾升胃降在明清时期也被格外地强调，叶天士据此提出"脾宜升则健，胃宜降则和"（《临证指南医案·脾胃》）的主张，成为临床辨证施治的一个重要准则。此外，同样是受到李东垣《脾胃论》的影响，脾为气血生化之源的思想在明代之后也广为流行，李中梓更是提出"脾为后天之本"的重要理论，将脾藏在人体中的地位提高到一个前所未有的高度。

明清时期对脾藏认识的另一个发展是其"主统血"的功能。这一理论虽最早肇始于《难经》"脾主裹血"之说，而"脾统血"这一词，最晚不迟于明代就已出现，如张景岳谓"盖脾统血，脾气虚则不能收摄"，但却直到清代之后才被重新发现其重要的临床价值而被广泛应用。脾对血液的统摄作用，应当与脾生化气血的功能有关，实际上指的是气对血的推动和统摄作用。如《医碥》曰："脾统血，血随气流行之义也。"《不居集》则曰："气虚失血，中气虚则不能摄血，宜补气、温气；中气陷则自能脱血，宜补气、升气。"由于脾为气血生化之源，因此脾的统血功能，有赖于脾气健旺，藉以推动和统摄血液在脉道中正常运行。唐容川在《血证论·藏府病机论》中曰："经云脾统血，血之运行上下，全赖于脾，脾阳虚，则不能统血。"因此，与"肝不藏血"不同，"脾不统血"一般多指以血液溢出脉外而导致的各种渗、漏情况为主的证候，多为下部与皮肤的出血证，如便血、尿血、崩漏、肌衄、紫癜等。如尤在泾在《金匮翼》中曰："脾统血，脾虚则不能摄血；脾化血，脾虚则不能运化；是皆血无所主，因而脱陷妄行。"这实际上是与"脾气主升"的功能相关联的，并且具有良好的临床指导作用。

"肝主疏泄"的功能最早出于朱丹溪。《格致余论·阴有余阳不足论》曰:"主闭藏者,肾也;司疏泄者,肝也。"此处的"疏泄"乃指精液的贮藏和排泄。而与当代中医学对"肝主疏泄"功能理解原则一致的论述,则是在清代之后。《古今图书集成医部全录·卷九十六》中注解《内经》"藏真散于肝"云:"肝主疏泄,故曰散。"这是可以查到的最早使用"肝主疏泄"一词,并严格定位于肝藏生理功能的文献。"疏"有开浚、疏导之意,"泄"有散发之意,肝主疏泄,指肝具有疏通、调畅人体全身气机的生理作用,并进而通过对气机的调节以影响情志变化、气血运行、脾胃运化等多方面的功能。这一理论与《内经》中"肝属木""木郁达之"等理论有关。自元代朱丹溪论郁后,郁证成为明清时期医学发展的重点之一,《内经》有"木郁达之"之说,故医家多将郁证的发生归咎于肝的病机,并从肝论治,得到了很好的疗效。如何梦瑶《医碥》云:"因郁而不舒,则皆肝木之病矣,故曰知其要者,一言而终。"对郁证研究的深入在很大程度上促进了"肝主疏泄"功能的定型。清代医家在论述肝主疏泄功能时,在相当程度上是参考了木行特性类比的。如唐宗海《血证论·藏府病机论》曰:"木之性主疏泄,食气入胃,全赖肝木之气以疏泄之,而水谷乃化。"木,在五行中代表了东方春升之气,具有生发向上的特性,而肝气升发向上的功能,也正是肝藏调畅气机功能的关键所在,故张璐在《张氏医通》中曰:"肝藏生发之气,生气旺则五藏环固,生气阻则五藏留著。"周学海《读医随笔》曰:"凡藏府十二经之气化,皆必藉肝胆之气化以鼓舞之,始能调畅而不病。"这应当是肝主疏泄所意图表达的中心含义所在。与肝主疏泄的功能相关,"肝喜条达""肝恶抑郁""肝为刚藏"等肝藏生理特性也在明清时期被归纳出来,如林珮琴《类证治裁·肝气肝火肝风》中曰:"肝木性升散,不受遏抑……肝为刚藏,职司疏泄,用药不宜刚而宜柔,不宜伐而宜和。"这些特性在临床实践中都有着非常重要的指导意义。

"肝司生殖"之说来源于"肝主疏泄"理论。明代以后,随着命门、相火等新学说的兴起,医家对人体生殖功能的理论空前重视。肝的疏泄功能正常与否,与人之繁衍至关重要。元·朱丹溪提出"主闭藏者肾也,司疏泄者肝也",肾主闭藏与肝主疏泄共同维持了男性正常的精液排泄功能，从而将肝肾二藏与生殖功能联系在一起。明清时期，由于郁证理论的流行，医家十分重视郁证与女子月经失常的关系，厥阴肝经与冲任二脉相关，肝血充盈，冲任满溢，则下注血海而为月经。《医学正传》说："女属阴，得气多郁。"若情志不舒或暴怒伤肝，肝失调达，疏泄失常，则致冲任失调，常可引起月经不调、痛经、闭经诸症。唯肝气和平，则血海宁静，周身之血亦随之而安。对此，陈士铎在《外经微言·救母篇》中作了详尽的阐述："肝藏血者也。然又最喜疏泄，胆与肝为表里也。胆木气郁，肝木之气亦郁矣。木郁不达，任冲血海皆抑塞不通，久则血枯矣。容成曰：木郁何以使水之闭也？岐伯曰：心肾无咎不交者也。心肾之交接，责在胞胎，亦责在肝胆也。"由此，则又有"女子以肝为先天"之说。

首先提出"女子以肝为先天"观点的是叶天士的《临证指南医案》，书中"淋带"案云："女科病，多倍于男子，而胎产调经为主要。淋滞瘕泄，奇脉空虚，腰背脊膂，牵掣似坠，而热气反升于上。从左而起，女子以肝为先天也。"这是由女子的生理特性所决定的，也反映了肝与女子生理特性密切关联。《灵枢·五音五味》曰："妇女之生，有余于气，不足于血，以其数脱血也。"女子则以血为根本，经、孕、产、乳的生理莫不以血为基础。女子在二七青春发育期，月经来潮还依赖于"任脉通，太冲脉盛"的条件，而任脉、冲脉都与肝经循行有关。任脉与肝经相交会，冲脉又隶属于肝经，所以冲任二脉的"通"与"盛"都依赖于肝的疏泄，只有肝气疏泄有度，肝血充盈供奉，经事才如期。如果肝气不疏或太过，肝血不充或涩滞，都会导致经事紊乱，要么肝血有问题，要么肝气有问题。傅青主曰："妇人有经来断续，或先或后无定期，人以为是气血虚也，谁知是肝气之郁结乎？"这更突出肝气疏泄的重要性。

在明清时期，"肝藏血"也得到了更深一步的界定，突出表现为与"脾统血"功能的区分上。至明代以后，出血证候则通常被区分为"肝不藏血"与"脾不统血"两大类，由于肝为刚藏，主升，恶抑郁，因此临床上吐、衄、咯血、各种出血不止、月经过多或崩漏等急性、阳性、身体上部的出血证候皆责之于肝，这与"脾不统血"所常见的下部或肌肉皮下出血形成鲜明的对照。这种分类方法应当是由临床经验总结而来，并在临床实践中得到了良好的验证。

主水、藏精、纳气等肾藏基本功能，在《内经》与《难经》中已有大量论述。而在明清时期肾藏功能的最大发展是"肾阳"概念的出现以及肾藏与命门的联系。"肾阳"脱胎于肾中之"相火"，最早可以追溯至刘完素的"右肾命门属火"论，至明代此说被医学界广泛接受，成为命门学说的一个重要组成部分，后文中对此将有详述。

明清时期对六府功能的发展，首先最为重要的是胃府。明代以后脾与胃的功能被严格区分后，胃主受纳被进一步突出出来，并有涵盖总括大、小肠传道与受盛功能的趋势，故胃"以通为用"，"以降为和"成为病证治疗的通则。此外，胃在生理特性上喜润恶燥，正与脾之喜燥恶湿相辅相成，这一观念的形成与五运六气学说的发展有关，如叶天士云："太阴湿土，得阳使运；阳明燥土，得阴自安。"同时，此理论也得到了临床经验的支持，具有很高的临床实用价值。

小肠"泌别清浊"的功能是这一时期的另一重要发展。张景岳在《类经》中注解《灵兰秘典论》小肠条曰："小肠居胃之下，受盛胃中水谷而分清浊，水液由此而渗入，前糟粕由此而归于后，脾气化而上升，小肠化而下降，故曰化物出焉。"小肠将饮食充分消化后，其精微由脾转输全身，食物残渣经阑门下注大肠，代谢后的水液渗入膀胱为尿，此即为小肠的"泌别清浊"功能。而由此功能，又引申出"小肠主液"以及与之相应的与"大肠主津"的生理特性，认为人体的水液代谢与小便的生成均与大、小肠有关。尤其是"小肠主液"更是受到广泛的重视。小肠主液之说最初源于《诸病源候论·诸淋论》"水入小肠，下于胞，行于阴，为溲便"，明代之后，此说成为医家共识，并据此在临床上创立"分利"的方法，即用"利小便所以实大便"之法来治疗痢疾泄泻的病证，常收到良好的效果。

关于三焦历来有作为六府之三焦与作为部位之三焦的不同认识。三焦的功能如主持诸气、通行水液、产生相火等在金元时期也讨论得非常充分，明清之后少有发展，但三焦作为分体部位的划分，其受重视程度日益提高。三焦的部位划分早在《内经》中就已具雏形，不迟于两宋时期，三焦部位已经与五藏建立了联系，心肺为上焦，脾胃为中焦（亦有将肝胆列入中焦者），肝肾为下焦。如《三因极一病证方论·三焦精府辨正》曰："上焦在膻中，内应心；中焦在中脘，内应脾；下焦在脐下，即肾间动气，分布人身，有上中下之异。"《仁斋直指方论·内伤》曰："风伤筋，寒伤骨，盖有形质之物受病也，系在下焦肝肾是也。肝肾者，地之气。……谓脾胃之气不足，而反下行，极则冲脉之火逆而上，是无形质之元气受病也，系在上焦心肺是也。心肺者，天之气。"这一划分方法简单而明确，也符合临床实践经验，在明清时期大受欢迎，并在此基础上发展出很多新的理论，如"肝肾同源"之说，"三焦辨证"之法等，大大丰富了藏象学的内容。

三、藏府间的相互关系

在金元之前，藏府间的相互关系主要是以藏府五行学说为基础，探讨其相互间的生克乘侮关系，这一学说曾非常流行，全面渗透到中医病机学、治则学等多方面的内容。然而，至明清之后，医家对证候的病机与治则解释偏重于以藏府阴阳配合虚实寒热的辨证方法，而五行生克理论的重要性日益下降，最终逐渐演变退化为对某一特定疾病的特定解释，而不再具有广泛的普适性了。如在隋唐时期，几乎所有涉及肝肾之间的疾病，都可以用木土两行的生克关系来解释，而在明清时期，"水不涵木"则仅指肾精不足累及肝血，最终导致肝肾精血不足之证的病机；又如，藏府间因相克太过而导致相乘的病变，也只有"肝横逆犯脾"（即木横逆犯土）一说，其余如"心犯肺""脾犯肾"等类似病证在实际中并不存在。而治则治法中的"滋水涵木""培土生金""益火补土""金水相生""抑木扶土""佐金平木"等，也通常是针对某一种证候的特定方法，已经远远不具备隋唐时期的普适性了。

　　明清时期，虽然藏府间普适性的关系被弱化了，但在临床经验总结的基础上，另外几种关系被提出来重点探讨。如肝升肺降、心肾相交、金水相生、肝肾同源等。其中，肝升肺降与心肾相交是明清时期藏府阴阳升降学说的重要组成部分，将于下节详述。

　　"金水相生"即肺肾间相生与互用。肺位上焦，性主肃降，具有主气、司呼吸、通调水道之职；肾居下焦，能升清降浊，具有主水、主纳气、主藏精之功。由于肺属金而肾属水，肺为肾之母，肺阴能润养肾阴；而肾阴为诸阴液之本，因而肾阴能够滋润肺阴。因此，肺肾之间，金水相生，肺肾互用，在水液代谢、呼吸运动及阴液互生三个方面相互协调，关系非常密切。而"金水相生"尤其指肺肾之阴相互滋生的关系，肺阴可以滋养肾阴；而肾阴为一身阴液之根本，亦可上滋肺阴，即所谓"金生水，水润金"，"金水相生"。在病理上，若肺阴先亏，日久及肾，可致肾阴不足；若肾阴先亏，不能滋养肺阴，亦可引起肺阴亏虚，最终导致肺肾阴虚之证。治疗时，可通过肺肾同治的方法，以改善肺肾阴虚证候。"金能生水，水能润金"（《时病论》），称"金水相生法"。

　　肝肾同源，是指肝血与肾精之间存在着相互滋生、相互转化的关系，亦称为"精血同源"或"乙癸同源"。肝肾同源主要体现在精血互化。五行学说将藏府与天干相配合，认为肝属乙木，肾属癸水，水能生木，肝肾相关，故肝肾同源又称为乙癸同源。肝肾同源首先指的是人体生殖功能依赖于肾主藏精与肝主藏血，以及肾主闭藏与肝主疏泄之间相辅相成或相反相成的协调作用。其渊源可上溯至朱丹溪。《格致余论》云："主闭藏者肾也，司疏泄者肝也，二者皆有相火，而其系上属心。心，君火也，为物所感而易动，心动则相火易动，动则精自走。相火翕然而起，虽不交会，亦暗流而疏泄矣。"肝肾共居下焦，肝藏血，肾藏精，精可化血，血能养精，肾精能滋养肝血，使肝血充盈，并能制约肝阳；肝血能滋养肾精，使肾精充足，维持肾中阴阳的协调平衡。肝肾精血之间可以互生互化，故称为精血同源。正如《张氏医通》所说："气不耗，归精于肾而为精；精不泄，归精于肝而化清血。"病理上，精血病变常常相互影响，共同为病。若肾精不足，可致肝血亏虚；肝血不足，亦可导致肾精亏损，最终引起精血亏虚或肝肾阴虚等证。肝肾阴阳互济是肝肾同源关系的另一表现。此外，在五行上，肝属木，肾属水，水能生木，肾为肝之母，因此，肝肾之间的关系还表现在阴液相关。在生理上，肾阴为一身阴液之本，具有滋养肝阴、制约肝阳的作用。在病理上，肝肾之阴常常相互影响，若肾阴不足，可致肝阴不足，阴虚不能制约肝阳，而致肝阳上亢，又名"水不涵木"之证，治疗当以补肾阴以养肝阴之法，即"滋水涵木"之法。

第二节　太极阴阳藏象体系的发展与成熟

太极阴阳藏象体系是在宋明理学的大背景中诞生的，肇始于刘完素，开创于朱丹溪，从汉唐以来流行的五行藏象体系中独立出来，在金元时期完成了其理论形态与范式的全面转型。至明清时期，阴阳藏象体系逐步走向成熟，而最终超越了此前的五行藏象理论体系而成为中医学的主导思想。

一、太极阴阳藏象理论体系的框架

太极阴阳藏象理论体系不同于形成于《内经》的五行藏象理论体系，而是经由自金至清的数百年间，几十位医家间的摸索、探讨与争鸣后，逐渐形成的一种共识。在这其中，由于医家与流派的不同，而形成了许多种相关或不相关的思想与学说，总的归纳起来，主要包括以下三个方面：即对人体阴阳的认识，对人体五藏的重新定位，以及关于命门、胞宫等新藏府的理论。这些理论尽管形式与内容各不相同，但都秉承了一个共同的特点，即均以宋明理学作为其理论基础，而且对理学中阴阳太极思想格外重视，这就保证了在理论体系中确实具有一个处于核心地位的理论范式贯穿于所有理论当中，从而使各家理论间具有较好的可通约性以及能够基本实现体系内的相容与自洽性。这一点在两种藏象理论体系间的相互比较时，表现得特别明显。

太极阴阳藏象理论体系是以宋明理学为其主要理论基础的，尤其是以朱熹的"理学"思想、张载的"气"学、周敦颐的"太极"理论等为代表，而宋代易学的复兴，甚至包括道教学术的新发展，都为太极阴阳藏象体系提供了充足的养料。在这其中周敦颐所创造的"太极图"模式最具代表性，太极阴阳藏象体系本身在很大的程度上就是类比这一框架来设计的。

　　无极而太极，太极动而生阳，动极复静，静而生阴，静极复动。一动一静，互为其根；分阴分阳，两仪立焉，阳变阴合，而生水火木金土，五气顺布，四时行焉。五行一阴阳也，阴阳一太极也，太极本无极也。五行之生也，各宜其性。无极之真，二五之精，妙合而凝。乾道成男，坤道成女。二气交感，万物化生，万物化生而变化无穷焉。（《太极图说》）

　　在这其中主要包括几个要素：太极（无极）、阴阳、五行、万物，在太极阴阳藏象体系我们都可以找到其相应的对象。参照无极或太极的模型，在人体即为元气与命门之属，由先天元气一分为二则成真阴、真阳，而后阴阳动静相生又化生五藏，阴阳与五藏相合则共同组成人体。这一框架即为明清时期太极阴阳藏象体系对人体的基本认识，各家理论虽细微之处各有侧重与不同，但总的来讲都是以这一基本框架为基础构建的。

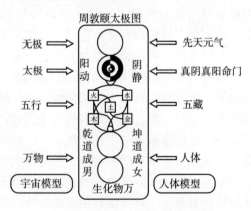

太极阴阳藏象模型示意图

二、对人体之阴阳的认识

太极阴阳藏象体系中，对人体阴阳的认识主要包括三个层次：首先，最上一个层次是人体全身之阴阳，包括多方面内容，如形与神、阴精与阳气等，而在明清时期讨论最多的则是"气"与"血"之间的关系；其次，中间一层是藏府之阴阳，主要是指各藏府内部划分的阴阳属性，以及由此为基础而形成的理论，如藏府阴阳升降学说等；最后，最底层，也是最为根本的是人体的真阴、真阳，其在某种程度上又与肾阴与肾阳的概念重合，与元气、命门等其他理论也高度相关。

（一）阴阳与气血

人体"阴阳"的概念古已有之，早在《内经》中就有大量的论述。然而《内经》中的"阴阳"概念非常抽象，作为形与神或有形之物质与无形之功能的代称，并没有特别明确的所指向的对象。此后又有阴精或阴液与阳气相对，虽较形神具体，但仍显抽象，难以直接指导临床。

气与血是人体内的两大类基本物质，在人体生命活动中占有重要地位。以"气血"作为人体阴阳之基础，始于朱丹溪。《格致余论·阳有余阴不足论》曰："人受天地之气以生，天之阳气为气，地之阴气为血。"此说在明清时期得到广泛的重视与认同。《寿世保元·血气论》曰："人生之初，具此阴阳，则亦具此血气。所以得全性命者，气与血也。血气者，乃人身之根本乎。气取诸阳，血取诸阴。"《血证论·阴阳水火气血论》亦曰："人之一身，不外阴阳；而阴阳二字，即是水火；水火二字，即是气血；水即化气，火即化血。"气与血都是人身精气所化，相对而言，则气属阳，血属阴，具有互根互用的关系。气与血的虚实盛衰是关系到人体健康的根本所在。故《景岳全书·血证》曰："人有阴阳，即为气血。阳主气，故气全则神旺；阴主血，故血盛则形强。人之所赖，唯斯而已。"

气血作为人体阴阳之基础，其重要性固然不言而喻，而其相互之间也是相辅相成、紧密联系的，二者互根互用，密不可分。《医宗必读·水火阴阳论》曰："人身之水火，即阴阳也，即气血也。无阳则阴无以生，无阴则阳无以化。"气有推动、激发、固摄等作用，是血液生成和运行的动力；血有营养、滋润等作用，是气化生的基础和载体，因而有"气为血之帅，血为气之母"之说。故云："血循经脉，亦相倚而行，一阴一阳，互相维系，而况运血者即是气，守气者即是血。气为阳，气盛即为火盛。血为阴，血虚即是水虚。一而二，二而一者也。人必深明此理，而后治血理气，调阴和阳，可以左右逢源。"(《血证论·阴阳水火气血论》) 脾为气血生化之源，因此，若气血为病，则当以治脾为要。"血生于心火，而下藏于肝。气生于肾水，而上主于肺。其间运上下者，脾也。……可知治血者，必以脾为主，乃为有要。至于治气，亦宜以脾为主。"(《血证论·阴阳水火气血论》)

（二）藏府的阴阳属性

在金元之前，古人论及五藏阴阳属性时，主要是在五藏之内分阴阳，即如《内经》中的"一水二火"（肝、心为阳，肾为阴）、"二阳三阴"（肺、心为阳，肝、脾、肾为阴）之类的内容，是一种特定的解释，并无多少实用价值；而一藏之内再分阴阳（如心阴、心阳，肾阴、肾阳之类），并将之与盛衰虚实结合起来运用到临床中的，是在明清之后才广为流行的。

一藏之内区分阴阳属性，最早始于刘完素"右肾属火不属水"的论点，这是首次在同一藏府内区分了水火的不同性质。这种独特的方法一出现，立刻就受到了医学界的高度重视，以其方法简捷明确，且具有极强的临床实用性，很快就被扩展到全部的五藏与六府中的胃（其余五府内部划分阴阳者极为少见）。此后随着宋明理学的逐步发展与流行，阴阳思想在社会主流的思想和语境中的地位越来越重要，在藏府内部划分阴阳也成为各医家所普遍接受的常用方法。尤其是到了清代之后，以藏府阴阳配合盛衰虚实来判断人体健康状态与所患证候，已成为藏府辨证的主流方法，在各种内科疾病的辨证与治疗过程中占有主导性的地位。

同一藏府之内阴阳划分的方法，实质上就是对各藏府所具有的生理功能作一划分，一般"阴"指的是藏府有形的物质基础，具有消极的、静态的生理功能，而"阳"则是无形的藏府之气，表现出各种积极的、动态的生理功能，两者互根互用，可相互转化，共同维持着藏府生理功能的正常。如以心为例，心阴是构成心的有形物质，其病变多与神志异常有关；而心阳则指心中之阳气，具有温煦及推动血脉运行的功能。心阴是心阳的基础，二者相互为用，共行"君主之官"之职。这一思想首先是由哲学思辨中创造出来的，但在实际构建与运用过程中，却源自于临床实践经验的归纳与提炼。由于五藏功能与特性的不同，五藏的阴阳划分实际上并不平均。如心阴、心阳与肾阴、肾阳是较为常见且大体平衡的；肺藏则只谈肺阴而并无肺阳之说；脾藏中脾阳很常见，而论及脾阴者极少；肝藏虽肝阴与肝阳均常见，但肝阴之病变全部为虚损状态，而肝阳正好相反，永远只会亢盛。很明显，这些区别不可能是哲学思辨的结果，而是众多医家在临床实践中一点一滴总结出来的。

关于藏府阴阳，还有两个问题比较特殊，首先是肾藏，肾阴、肾阳虽也常见而均衡，但同时却又具有全身阴阳之根本的性质，是超越其余四藏的更高层次的存在（这一问题将在后文详述）。另一个问题是关于胃，六府之中只有胃府被划分为胃阴与胃阳，其余诸府均被含糊带过，这很鲜明地体现出胃在明清医家心目中的重要性，在相当的程度上，胃已经取得了与五藏相类似的重要地位，成为医生辨证施治过程中所必须考虑的关键因素。

（三）藏府阴阳升降学说

中医对藏府阴阳升降理论的重视始于李东垣和刘完素，李东垣内伤学说以脾胃为精气升降运动的枢纽，朱丹溪则将藏府、水火、气血等概念与阴阳升降的思想结合在一起，将人体看成为一个动态平衡的有机整体。此后阴阳升降学说迅速地发展起来，尤其是藏府间升降的理论，受到明清医家的普遍重视。

明清医家论述的藏府升降学说，是五藏之间存在的一种非常重要的关系，主要包括三个相互关联的部分，即脾升胃降、肝升肺降与肾升心降（即"心肾相交"）。

脾升胃降的问题前文已有讨论，"脾以升为用，胃以降为和"，这实际上是利用气机升降的思想对以往含混模糊的脾胃功能作一简明而严格的切割。凡与"升清"有关的部分均归属脾主运化的功能；而与"降浊"有关的部分则一概划归胃主受纳的功能。这一划分既简单明了，又具有极高的临床实用价值。

肝升肺降的理论则源出于《内经》"肝生于左，肺藏于右"之说，而发展为"肝升肺降"的理论，始于朱丹溪"心肺之阳降，肝肾之阴升"（《格致余论·鼓胀论》），主要是以五行学说肝木肺金的特性作为其理论基础。关于"肝生于左，肺藏于右"之说，由于其与实际解剖学的位置完全相反，故始终存在较大争议，到了明清时期学术争鸣促进了对理论的深入探究，这一明显矛盾成为医学关注的重点问题之一，而其中一种观点是将藏府的实际解剖结构与其功用（"藏府之气"）分离，即将肝左与肺右解释为肝气与肺气，利用五行学说肝木肺金的特性将两者的矛盾统一起来。如张景岳曰："肝木旺于东方而主发生，故其气生于左。肺金旺于西方而主收敛，故其气藏于右。"（《类经·针刺类》）　至清代，这一思想又与"肝气主升"及"肺主肃降"的生理功能相联系，提出"肝升于左，肺降于右"的学说。首倡此说的是叶天士，《临证指南医案·咳嗽》曰："但人身气机，合乎天地自然，肺气从右而降，肝气由左而升，肺病主降日迟，肝横司升日速。"《本草经解·青皮》亦曰："肝主升，肺主降。升而不降，气膈于右；降而不升，气膈于左。温可达肝，辛苦泄肺，则升降如而膈气平矣。"在《程杏轩医案》也论及："经言左右者，阴阳之道路也。肝位居左，其气常行于右，脾位居右，其气常行于左。左升右降，如环无端。"由此可知，肝升肺降，相反相成，维持人体气机的调畅，而肝与左，肺与右，则是代表着全身阴阳、气血升降之通道。正如《医碥·五藏生克》所说："气有降则有升，无降则无升，纯降则无升。何则？浊阴从肺右降，则胸中旷若太虚，无有窒塞。清阳得以从肝左升，是谓有降有升。"虽然如此，但"肝左肺右"之说却并非单纯理论思辨的结果，而是有着深厚的临床经验作其基础支持的，左病治肝，右病治肺，实有效验。中医治疗胁痛多用左肝右肺之法，如王肯堂《证治准绳》中论及："若只是胁痛，别无杂证，其痛在左，为肝经受邪，宜用川芎、枳壳、甘草。其痛在右，为肝经移病于肺，宜用片姜黄、枳壳、桂心、甘草。"故张聿青曰："历来治验，左甚之病，肝药多效，右甚之病，肺药多效。如其不然，则与治验不符矣。"同时，与肝升肺降的理论相对应，肝阳与肺阴，"肝为刚藏"与"肺为娇藏"等，也都充分体现了肝升肺降的性质，而在临床实践中多受重视。

"心肾相交"即肾升心降的理论，最早可追溯到魏晋时期。皇甫谧《针灸甲乙经》曾明确指出："夫心者火也，肾者水也，水火相济。"但此说只是以心肾之间静态感应来解释《内经》中"心主耳"的说法，而并无明确的动态升降交流。首先明确提出肾升心降理论的，可见于五代时期的道家内丹学经典《钟吕传道集》中"肾气"与"心液"的理论（详见前文对道教藏象的论述），而在医学界，则首见朱丹溪"心肺之阳降，肝肾之阴升"说。自宋明理学出现之后，易学的地位逐渐上升，与医学的联系也日益紧密，故有"医易同源"之说。易学认为阳气向上运动，阴气向下运动，以乾坤二卦代表阴阳，若初始状态即是阳上阴下的话，阳气越升越高，阴气越降越低，两者分离，是为"否"卦，是不好的趋势，将会招来灾祸；反之，若初始状态即是阴上阳下的话，阴气自上而下降，阳气自下而上升，阴阳相交而融合，是"泰"卦之象，故称"阴阳交泰"，最为吉利。更进一步说，坎卦为水属阴，但其象为二阴夹一阳，又象征阴中之阳；离卦为火属阳，但其象为二阳夹一阴，象征阳中之阴。坎上离下为水火"既济"卦，阳升阴降，阴阳相济，代表事情成功与顺利；而离上坎下为火水"未济"卦，阳逾升而阴逾降，不能相交，代表事情尚未成功。由此可以看出，"心肾相交"理论完全是模仿"泰"卦与"既济"卦而设计的，故又有"心肾交泰"或"水火既济"之称。心居上焦，其性主动，为"阳中之太阳"，故心以阳（火）为主；肾位下焦，其性主静，为"阴中之阴"，故肾以阴（水）为主。人体在生理上，位于上的心火，下降于肾，以助肾阳，使肾水不寒；而居于下之肾水，则上济于心，以滋心阴，使心火不亢。如此，使心肾协调，故称之为"心肾相交"，或水火既济。而其中之"心阴"与"肾阳"又作为"阳中之阴"与"阴中之阳"而成为心肾升降的动力，在心肾相交中起了重要作用。

心肾相交，全凭升降，而心气之降，由于肾气之升，肾气之升，又因心气之降。夫肾属水，水性润下，如何而升？盖因水中有真阳，故水亦随阳而升至于心，则生心中之火。心属火，火性炎上，如何而降？盖因火中有真阴，故火亦随阴而降至于肾，则生肾中之水，升降者水火，其所以使之升降者，水火中之真阴真阳也。真阴真阳者，心肾中之真气也。（《周慎斋遗书·阴阳藏府》）

因此，在病理上，若心火不能下降于肾而独亢于上，或肾水不能上济于心而凝聚于下，皆可导致心肾的关系失常，而见失眠多梦、心烦惊悸、腰膝酸软，或见男子遗精、女子梦交等证。称为"心肾不交"，或"水火失济"。如《理虚元鉴·心肾不交论》所说："虚劳初起，多由于心肾不交，或一念之烦，其火翕然而动，天庭摇摇，精离深邃，浅者梦而遗，深之甚者，漏而不止。"清代陈士铎在《辨证录·不寐门》中亦云："有人昼夜不能寐者，心甚烦躁，此心肾不交也。盖日不能寐者，乃肾不交于心；夜不能寐者，乃心不交于肾也。今日夜不能寐，乃心肾两不相交也。"治当滋阴降火、交通心肾。《韩氏医通》中立有交泰丸方[①]，由黄连、肉桂二味组成，黄连清降心火以下交肾水；肉桂辛热入肾以温升肾水上济心火，和调阴阳，能使心肾水火阴阳二气相交，可治心肾不交之证。

在清代以后，脾升胃降、肝升肺降与心肾相交三个理论间联系日趋紧密，相互连通，三者结合起来构成了一个完整的藏府升降模型，其中心火肾水分居上下，心火下降，肾水上济，肝肺左升右降，中间以脾升胃降的小循环为枢纽，脾之所以升，肝辅之也；肺

① 李东垣《脾胃论》中亦有交泰丸，但其主治因中焦痞塞而致怠惰嗜卧，四肢不收，沉困懒倦之证，与"心肾相交"之说并无关系。而《韩氏医通》虽有其方，但无"交泰丸"之名，其方名出自王士雄《四科简效方·安神》篇。

气降胃气亦随之降也。三者间既相互独立又紧密联系，共同维持人体各种正常的生理活动。清代医家周学海在《读医随笔》中曰："近世黄元御著书，专主左升右降立说，以为心、肺阳也，随胃气而右降，降则化为阴；肝、肾阴也，随脾气而左升，升则化为阳。故戊己二土中气，四气之枢纽，百病之权衡，生死之门户，养生之道，治病之法，俱不可不谨于此。"这一认识既有思辨的成分，又有对临床经验的总结，而更多的则可能是在临床实践的基础上，利用既有的理论框架对长期积累的一些病理现象与治疗经验的系统整理与归纳。

（四）先天元气与真阴、真阳

元气又称原气、真气、精气，为人体最为根本、最为重要的先天之气。人身有元气之说始于《难经》，至李东垣《脾胃论》中发扬光大，到了明代温补学派医家，则将元气理论进一步发展为"先天元气"说，成为命门理论发展的一个重要的理论基础与组成部分。

与李东垣重视脾胃对元气的滋养作用不同，明代医家又回到了传统"肾主元气"的思想。如《周慎斋遗书·二十六字元机》曰："人之两肾，为一身精气所藏之处。……故知两肾，乃先天水火之窟。元气之厚薄，于此分焉。"元气为肾中所藏先天之精所化生，而肾中先天之精秉受于父母生殖之精，胚胎时期就已存在，故曰"先天"。《类经·藏象类》曰："人之未生，则此气蕴于父母，是为先天之元气。"在明代命门学说发展成熟之后，元气化生之所即从两肾转移至命门，化生与发动元气亦成为命门的主要功能之一。

真阴、真阳又称元阴、元阳，为先天元气所化之人体阴阳的根本。关于真阴、真阳所处的部位有三种理论。其中一种理论以周慎斋等医家为代表，以心阴与肾阳为真阴、真阳，其在解释心肾相交理论时曰："水中有真阳，故水亦随阳而升至于心……火中有真阴，故火亦随阴而降至于肾……升降者水火，其所以使之升降者，水火中之真阴真阳也。真阴真阳者，心肾中之真气也。"（《周慎斋遗书·阴阳藏府》）

　　然而以心肾为真阴、真阳的理论流传并不广泛，在温补学派的三大命门学说成熟之后，以赵献可、张景岳等医家为代表，认为真阴、真阳乃命门之先天元气所化，先五藏而生，是超越五藏阴阳之上更为根本的存在。"道产阴阳，原同一气。火为水之主，水即火之源，水火原不相离也。……其在人身，是即元阴元阳，所谓先天之元气也。欲得先天，当思根柢。命门为受生之窍，为水火之家，此即先天之北阙也。"（《景岳全书·阴阳篇》）由于受易学思想的影响，明代医家往往喜欢以水火代称阴阳，故称"先天水火"。如《医贯·阴阳论》曰："阴阳者虚名也。水火者实体也。寒热者。天下之淫气也。水火者，人之真元也。……先天水火，原属同宫，火以水为主，水以火为原。故取之阴者，火中求水，其精不竭。取之阳者，水中寻火，其明不熄。"此处之"水火"与五行并无关系，而指的正是藏于命门当中，有先天元气所化之真阴、真阳。这种先天阴阳的思想与元气理论相结合就成为"元（真）阴"与"元（真）阳"的概念。而由于"阴精"与"阳气"相对，故又称"元（真）精"与"元（真）气"。《医贯·血症论》曰"此天地之正气，而人得以生者，是立命之门，谓之元神。无形之火，谓之元气；无形之水，谓之元精，俱寄于两肾中间。故曰五藏之中，惟肾为真，此真水真火真阴真阳之说也。"

　　第三种理论，即以肾阴、肾阳来代替先天之真阴、真阳，出现在明代后期，至清代鼎盛。随着李中梓创立"肾为先天之本"学说后，命门与肾的理论逐渐相互融合，出现了肾命合一的趋势，肾藏所藏之阴阳也因其具有先天的性质而地位逐渐升高，与命门所藏之元阴、元阳间的界限日渐模糊，不再被严格区分，直至最终混为一谈。时至今日，以肾阴、肾阳来代替先天之真阴、真阳的方法，已成为现代藏象学所普遍运用的主流理论。

　　关于真阴、真阳的理论非常多，而其中尤以赵献可的"先天水火"说与张景岳的"阳非有余，阴常不足"论最具代表性。由于这两种理论均为其命门学说的重要组成部分，故关于其具体内容，将在后文论及命门学说时详述。

三、先天与后天

对先天与后天的区分是太极阴阳藏象理论不同于五行藏象理论的根本区别。宋明理学对宇宙和世界本源问题执著的探索，也对藏象学的发展产生了不可忽视的影响。尤其是明代之后的医家们，在理学思想的影响下，也开始了对人体生命本源的追问，从而产生了人体之先天的概念。

（一）先天与后天的区分

"先天"与"后天"的概念源于《周易》。《易传·文言》篇曰："先天而天弗违，后天而奉天时。"北宋时期理学家邵雍进一步发展了"先天"与"后天"的概念，并试图建构一种贯通天人的理论体系。为此，他以"伏羲易"为切入点，选择了"易数"作为工具来建构其天人之学，以此来阐明他对宇宙社会人生的理解，即为先天象数学，又称先天学。邵雍认为，先天明体，后天明用。先天者先天象而有，为天地之"心"的体现，藏而未显，无形可见，天象由此而出，万化由此而生，为天地之本体与本源，故为后天所效法；后天者后于天象，乃人生活于其中的有形可见的现象界，大化流行，生生不息，其与天地之心相对而言，称之为"迹"，就其与本体相对而言，即为本体所发的法象自然之用。先后天是体用不离，相函相依的，体者言其对待，用者言其流行，是一个统一的天人之"道"的两个不同方面，同时又是一个统一的"道"的变化过程的两个不同阶段。

后天是与先天相对而言的，在中医学的理论中，后天与先天是以婴儿出生为分界线的。"先天"是指禀受于父母的"两神相搏"之精，以及由先天之精化生的先天之气，是由遗传而来，为人体生命的本原。其在个体生命过程中，先身而生，是后天藏府形成及人体生长发育的动力。

人体之先天与后天的区分也有三个不同层次：首先，在构成人体的生命物质上，先天元气与后天水谷之气相对应；其次，在人体藏府的层次上，先天之命门与后天之五藏六府相对应；第三，在人体五藏之中，"肾为先天之本"与"脾为后天之本"相对应。

肾为先天之本，是指肾的功能是决定人体先天禀赋强弱、生长发育迟速、藏府功能盛衰的根本。"脾为后天之本"源自其为"气血生化之源"的理论，是指脾为人体出生之后维持人体生长发育及各藏府生理功能的根本。人的生长发育以先天为动力，但必须以后天水谷精微为资助，因此肾（命门）、脾两藏在人体生命活动中具有核心枢纽的作用。脾主运化，能够将饮食物进行消化吸收，进而化生水谷精微。因此，三个不同层次的内容是相互联系、密不可分的，"先天之本"与"后天之本"的划分，既指肾与脾，也是肾中所藏的元气与脾藏运化的水谷精气的代称；同时，也代表了与肾气相通的命门，以及受脾胃滋养的五藏六府间的关系。

因此，先天与后天均为身体健康之根本所在，两者不可偏废，正如《景岳全书·先天后天论》所说："故以人之禀赋言，则先天强厚者，多寿；先天薄弱者，多夭。后天培养者，寿者更寿；后天斫削者，夭者更夭。"

（二）先天之本与后天之本

自金元之后，随着藏象学新思想的出现及其理论的转型，肾、脾两藏的重要性日益提升。其分别体现为刘完素对命门学说的发展与李东垣对脾胃的重视。至明代后，随着温补学派命门学说的发展与成熟，肾、脾两藏的重要性已经远远超出了其他三藏，而成为医家们所研究、讨论的重点，且被赋予了超越其余诸藏的更高层次的地位。

以肾、脾两藏分别代表先天与后天的思想，在明代已成为医家的共识。如《周慎斋遗书·阴阳藏府》曰："盖肾为先天五藏之始，天一生水也。脾胃为后天五藏之成，成数五，五，土数也，乃天生地成之义也。"《景岳全书·命门余义》亦曰："脾胃为灌注之本，得后天之气也；命门为化生之源，得先天之气也，此其中固有本末之先后。"这一思想最终被明代著名医家李中梓总结为："肾为先天之本"与"脾为后天之本"的理论。"先天之本在肾，肾应北方之水，水为天一之源。后天之本在脾，脾为中宫之土，土为万

物之母。"（《医宗必读·肾为先天本脾为后天本论》）

后天与先天是以婴儿出生为分界线的，李中梓认为，人禀受于父母的精血而生，由先天之精化生的先天之气藏于命门，而命门则寓寄于两肾之中，因此在婴儿未成之时先生两肾，为后天五藏六府形成及人体生长发育的本源。婴儿出生之后，则有赖脾为"气血生化之源"的后天滋养作用，脾主运化，能够将饮食物进行消化吸收，化生水谷精微，进而输布全身，以维持人体生长发育及各藏府生理功能。故李中梓解释道：

肾何以为先天之本？盖婴儿未成，先结胞胎，其象中空，一茎透起，形如莲蕊。一茎即脐带，莲蕊即两肾也，而命寓焉。水生木而后肝成，木生火而后心成，火生土而后脾成，土生金而后肺成。五藏既成，六府随之，四肢乃具，百骸乃全。《仙经》曰：借问如何是玄牝？婴儿初生先两肾。未有此身，先有两肾，故肾为藏府之本，十二脉之根，呼吸之本，三焦之源，而人资之以为始者也。故曰先天之本在肾。脾何以为后天之本？盖婴儿既生，一日不再食则饥，七日不食，则肠胃涸绝而死。经云：安谷则昌，绝谷则亡。犹兵家之饷道也。饷道一绝，万众立散，胃气一败，百药难施。一有此身，必资谷气。谷入于胃，洒陈于六府而气至，和调于五藏而血生，而人资之以为生者也。故曰后天之本在脾。（《医宗必读·肾为先天本脾为后天本论》）

明代张景岳亦指出："人始生，本乎精血之源，人之既生，由乎水谷之养。非精血无以立形体之基，非水谷无以成形体之壮，精血之司在命门，水谷之司在脾胃，本赖乎先天为之主，而精血之海又赖后天为之资。"强调人的生长发育以先天为动力，但必须以后天水谷精微为资助，并由此突出了肾（命门）、脾两藏在人体生命活动中的重要作用。

后天与先天的划分，既指肾与脾，同时也是肾中所藏的元气与脾藏运化的水谷精气的代称。故借用易学中"天地生成"的理论，肾为先天五藏之始，脾胃为后天五藏之成，而肾与脾正是借助这先后天生成之气而维持着人体的各种正常生理功能与健康状态。《周慎斋遗书·阴阳藏府》云："凡病不起于先天，即起于后天，是先天后天，皆为人身万化之本矣。然其真本，又惟在元阳一气。……
人之生死关乎气，气纳则为贵。气纳则归肾，气不纳则不归肾，气
不归肾者，谓脾胃之气不得到肾也。……不到者，由先后天不能相
生故也。盖肾为先天五藏之始，天一生水也。脾胃为后天五藏之
成，成数五，五，土数也，乃天生地成之义也。凡五藏中有一藏不
能秉生成之气则病矣。"

由于肾为人体先天之本，为阴阳之根，为命门之所居，元气之
所系，故疾病日久多影响于肾，出现肾阴肾阳的亏虚，即为"久
病及肾"之说。病理情况下，肾阴、肾阳亏虚，不仅可引起肾藏
本身的功能失常，而且可影响五藏阴阳，导致五藏阴阳失调，出现
相应病证；若其他藏府病变，日久亦可影响及肾，导致肾藏病变。
因此，肾藏常为诸藏府疾病的最终转归。《医宗必读》曰："上古
圣人见肾为先天之本，故著之脉曰：人之有尺，犹树之有根。枝叶
虽枯槁，根本将自生。"由于肾之阴阳为一身阴阳之根本，许多藏
府病变，久病及肾，因此，临床上对于各种慢性疾病日久不复者，
从肾入手，采取滋阴补肾，或温肾散寒之法，常有良效。故"治
先天根本，则有水火之分。水不足者，用六味丸壮水之主，以制阳
光；火不足者，用八味丸益火之主，以消阴翳。"如此"澄其源则
水自清，灌其根则枝乃茂"（《医宗必读·肾为先天本脾为后天本
论》）。此外，对"后天之本"之脾胃的养护作用也非常重要，"盖
五藏之气，皆能奉脾土归气于先天之原，万病俱消矣"（《周慎斋
遗书·亢害承制》）。

与"久病及肾"学说相类似，"胃气"也是判断疾病后期的转
归与预后的重要理论。

"故脉贵有神，形贵有气，神气可治，虽危可救。神气愦乱，
虽安必危。然神气之所以因之衰旺者胃也，能治病者，必不可忘
胃。故经云：胃气为本，然肾为胃关，人生之来，其原在肾，人病
之来，亦多在肾，肾者命之根也。肾脉不伤，危也可许其生，肾脉
有害，安也虑其危。盖肾伤则先天伤，而后天之胃无根，亦必受
害。凡久病而不死者，肾伤未及胃也，及胃立死矣。"（《周慎斋遗
书·卷一·阴阳藏府》）

由此可知，"胃气"实际上是"脾为后天之本"在脉象上的体现，医生在在诊脉过程中，对胃气之有无及其状态的判断，实际上是对疾病晚期的患者"气"与"神"之综合状态的把握。"有胃气则生，无胃气则死"（《医宗必读·肾为先天本脾为后天本论》）。这一理论在临床实践中有极为重要的意义。

四、命门学说的发展与成熟

"命门"的概念虽然出自《难经》，但命门学说的真正开创者，却始于刘完素。明代之后，随着藏象学理论转型的完成，阴阳思想取代五行学说成为中医学的主导。由于金元四家以来关于命门与相火的讨论，自 12 世纪以后便逐渐演变为命门学说发展的高潮。"命门"作为全身真阴真阳的总枢纽而备受重视，其地位迅速提升，理论也逐步完善，其中以温补学派的孙一奎、赵献可、张景岳三家之论最为卓著。其理论大量体现宋明理学思想，借太极而言人体先天，将太极和命门相联系，构建了一个比五藏六府更高层次的藏象体系，完成对《内经》藏象理论的根本突破。

（一）命门学说的理论基础

自金元之后，理学思想深入人心，逐渐在潜移默化中改变了人们的思维方式。与之相应，在医学领域也同样出现了变化，"五行藏象"体系逐渐衰落，"太极阴阳藏象"学说开始盛行。明代孙一奎、赵献可、张景岳三大命门学说，作为太极阴阳藏象理论体系中最为完善的理论模型，具有极高的理论成就。综观命门学说的思想与内容，除命门的概念源于《难经》外，其所依据的理论主要包括三方面的来源：其一，是宋明理学所特别重视的易学与太极学说，为其提供了基本的理论模型；其二，唐宋以后流传的道教内丹学，特别是其"丹田"的理论，是创立命门学说重要的灵感来源；其三，金元时期以来，医学界关于元气与相火的大讨论，成为命门学说中医学理论的主要来源。

关于金元时期元气与相火的讨论，前文已有详述，本节将重点讨论太极阴阳思想与道教内丹学对命门学说的影响。

1. 太极阴阳思想

太极理论是中国古代概括阴阳易理和反映世界发生、发展变化规律的图式。"太极"的概念最早出自《周易》,《易传·系辞上》云:"易有太极,是生两仪,两仪生四象,四象生八卦。"太极有宇宙本原的至高无上、至极无以复加之意。宋代随着理学的兴起和发展,将对太极的探索推向高峰。周敦颐熔儒、道于一炉,从实体与属性相统一的高度,创"太极图说",提出了"太极→阴阳→五行→万物"的宇宙演化模式。此后,张载、朱熹等理学大家均对太极思想深入阐发,至明代后,太极的思想与学说已经得到了全社会的普遍认同,并成为学术界的一种主流思想模式。

宋明理学对藏象学的影响非常深远,除了阴阳理论代替了五行理论成为当时哲学思想的主流之外,理学对宇宙和世界本源的探索深刻影响了医家的思想。理学认为,世界的本源始于太极,太极先天而生,化生阴阳五行,而后生成后天之万物。受到宋明理学的影响,明代的医家们开始积极探索与思考人体本源的问题,并自觉不自觉地均以太极的思想与学说作为其理论的基础与范例,借太极而言人体先天,将之与金元时期流行的命门学说结合在一起,创造了全新的命门学说。

在金元时期,命门学说与太极理论的联系并不紧密,刘完素等医家对命门的理解更多的是从道教内丹学获得的灵感。首先将人体与太极联系到一起的是朱丹溪,他在"援儒入医"后,也自觉或不自觉地将大量的理学内容引入到医学领域,提出"人身各有一太极"的思想,并以太极之理成功地解释了君相二火的生成与性质。迄于明代初期,流传于道教当中的太极阴阳鱼图也广泛流行起来,成为思想界新的热点,而医学界也参照此图而提出了阴中之阳与阳中之阴,即人体之真阴、真阳的概念。此后,以孙一奎、赵献可、张景岳三大医家为代表的命门学说发展成熟,将太极、阴阳、命门、真阴、真阳等概念完美地结合在一起,共同构建了一个比五藏六府更高层次的藏象体系,完成了对《内经》藏象理论的根本突破。

孙一奎自幼研《易》,尝援易论医,承袭朱丹溪"人身必有一太极"的思想，将理学当中的"太极"理论融入到医学当中，结合《难经》原气之论来阐发命门，创立"命门动气"学说。同时，他也进一步摆脱了《难经》"左肾右命门"的窠臼，提出："命门乃两肾中间之动气，非水非火，乃造化之枢纽，阴阳之根蒂，即先天之太极。五行由此而生，藏府以继而成。"（《医旨绪余·命门图说》）　可知他所描述的命门是先于藏府的存在，用"太极之本体"来形象地比喻命门在人身的重要地位和作用，是得以生成五藏六府的根源所在。

赵献可在《医贯·内经十二官论》提出"肾间命门"说，认为："人受天地之中以生，亦原具有太极之形，在人身之中，非按形考索，不能穷其奥也。"即人体中的太极必有形迹可寻，而"人身太极之妙"即命门："命门即在两肾各一寸五分之间，当一身之中，《易》所谓一阳陷于二阴之中……乃一身之太极，无形可见。"赵献可以"先天水火"来代称真阴与真阳，并绘出图式力求说明命门的具体部位与形态，指出："命门在两肾中，命门左边小黑圈是真水之穴，命门右边小白圈是相火之穴，此一水一火俱无形，日夜潜行不息；两肾在人身中合成一太极。"很显然，这实际上就是太极阴阳鱼图在人体中的想象，借此以充分阐明命门水火之间相互依存、相互为用、相互平衡的关系。

张景岳在总结前人成就的基础之上，大量运用太极阴阳理论阐述命门，提出水火命门学说。张景岳深受朱熹太极思想的影响，认为太极是天地万物和人类生命的本原。《类经附翼·医易》曰："然易道无穷，而万生于一……所谓一者，易有太极也。太极本无极，无极即太极，象数未形理已具，万物所生之化原……是为造物之初，因虚以化气，因气以造形，而为先天一气之祖也。"张氏将太虚、道、先天、无极等用以解释太极，而熔医、道、儒等宇宙论于一炉，认为人体生命的产生和起源亦与宇宙万物同理，命门起到了人身之太极的作用，是人体生命的本源，统括阴阳、五行和精气。同时，命门兼具水火，阴阳本同一气，水火之于人身，即是阴阳精气，从而把人体阴阳、精气与水火有机地联系了起来。张景岳的水火命门学说，结合易学思想，把中医学的阴阳理论发展到了一个崭新的高度，从太极一气到两仪阴阳，化生"先天无形之阴阳"，继而再生成"后天有形之阴阳"，以元阳之火论生命活动的功能，以真阴之水论气血津液和藏府，以水火的关系，体现了阴阳互根、互用与相互制化的思想，在其著作中，阴阳互根、水火同源、精气互生的理论贯穿始终。

此外，除了太极学说的影响，易学的思想也在命门学说的构建过程中起到了不可替代的作用。其主要体现在坎、离两卦中，"阴中之阳"与"阳中之阴"的意象上，尤其是坎卦，二阴夹一阳即象征二水夹一火，亦即两肾之水夹命门相火之象，被广泛地用来形容命门位于两肾间或藏于肾中。如《医贯·医巫闾子医贯序》曰："水之生于火也益信。火生乎水，亦还藏于水也。其象在坎，一阳陷于二阴之中，而命门立焉。盖火也，而肾水寄之矣。"

2. 道教医学理论

命门学说的另一个重要的灵感来源是道教的内丹学。在道教医学中也谈论命门，如《抱朴子内篇·至理》"坚玉钥于命门"，《黄庭外景经》"上有黄庭，下有关元，前有幽关，后有命门"，但这些内容实际上指的是道教修炼的部位与官窍，与中医学中作为藏府的命门学说关系不大。道教医学对命门学说的影响集中在两个方面：其一，内丹学中铅汞水火的理论启发了中医对真阴、真阳的认识；其二，命门位置与性质在很大程度上是参考了内丹学中的"丹田"理论。

作为指导人体个人修炼的重要理论，内丹术借用外丹理论和术语，以铅代表人体肾精，以汞代表人身心液，认为二者的交互作用，主导着人体的生命活动。在传统中医学的理论中，五藏分属五行，心为阳藏属火，肾为阴藏属水，是恒定不变的性质，而内丹学则突破传统，提出肾气属火，心液属阴的思想，如《钟吕传道集》中曰："肾，水也，水中有火，升之为气，因气上升以朝于心。心，阳也，以阳合阳，太极生阴，乃积气生液，液自心降，因液下降以还于肾。"这是第一次提出同一藏府内可有阴阳两种不同属性，在很大程度上助进了刘完素"命门属火"说的出现。而具有不同阴阳属性的"铅""汞"又作为修炼内丹最为重要的原料，在很大程度上带有人体生命本源的性质，这种铅汞心肾交互作用的思想影响到中医学，启发了中医对真阴、真阳的认识。如《周慎斋遗书·阴阳藏府》曰："心肾相交，全凭升降，而心气之降，由于肾气之升，肾气之升，又因心气之降。……升降者水火，其所以使之升降者，水火中之真阴真阳也。真阴真阳者，心肾中之真气也。故肾之后天，心之先天也。心之后天，肾之先天也。"这里将心肾中之真气作为人体真阴真阳，明显带有道教内丹学的痕迹。

"丹田"的理论，是内丹学中另一项对命门学说产生重要影响的内容。"丹田"是人体内"还丹"最终成熟的部位，尤其是下丹田，位于脐下三寸处，具有生精、藏精、炼精化气等功能，是人体生命的根本。由于其位置与功能恰好与《难经》中所述"肾间动气"相近，因此，丹田的概念也逐渐引起了医学界的重视，而成为命门学说的理论原型之一。首先将丹田引入命门学说的是金元医家李东垣，《兰室秘藏·斑疹论》曰："夫胞者，一名赤宫，一名丹田，一名命门。"明代以后，命门与丹田的关系更加密切，许多医家皆从此说。如《周慎斋遗书·阴阳藏府》曰："火在丹田之下者，是为少火，少火则生气。离丹田而上者，是为壮火，壮火则食气。食气之火，是为邪火，生气之火，是为真火。"这里所论之"火"即为命门之火。

明代医家孙一奎是将道教内丹术有关命门的认识引入医学，系统阐述命门学说的代表人物。他常引用道教著作以阐发命门学说，显示出刚刚由道教内丹术移植到医学中来的明显痕迹。如《医旨绪余·命门图说》云："追越人两呼命门为精神之舍，原气之系，男子藏精，女子系胞者，岂漫语哉！……犹儒家之太极，道之玄牝也。"此"玄牝"一词，在很多情况下也是道家丹田的代称。又如在《右肾水火辨》曰："仙家取坎填离，以水升火降，既济为道。谓采坎中之一阳，填离中之一阴，此还乾坤本源之意也。"这一理论即是根据道教内丹取坎填离的内炼法则和经验认识，来解释命门学说。

张景岳的思想也同样深受道教内丹学的影响。他在《类经》中解释膀胱气化功能时说："气化之原，居丹田之间，是名下气海，天一元气，化生于此。"(《类经·藏象类》) 而在《类经附翼》论述"且夫命门者，子宫之门户也"的观点时，他也反复引用道教的论述作为论据：

> 唯是右肾为命门，男子以藏精，则左肾将藏何物乎？女子以系胞，则胞果何如而独系右肾乎？此所以不能无疑也。予因历考诸书，见《黄庭经》曰：上有黄庭下关元，后有幽阙前命门。又曰：闭塞命门似玉都。又曰：丹田之中精气微，玉房之中神门户。梁丘子注曰：男以藏精，女以约血，故曰门户。又曰：关元之中，男子藏精之所。元阳子曰：命门者，下丹田精气出飞之处也。……夫所谓子户者，即子宫也，即玉房之中也，俗名子肠，居直肠之前，膀胱之后，当关元气海之间，男精女血，皆存乎此，而子由是生，故子宫者，实又男女之通称也。道家以先天真一之炁藏乎此，为九还七返之基，故名之曰丹田。……此命门与肾，本同一气。道经谓此当上下左右之中，其位象极，名为丹田。(《类经附翼·三焦包络命门辨》)

(二) 明清时期命门学说的发展

随着太极阴阳藏象体系的逐渐成形，命门理论也成为医学发展的热点。明代很多医家的著作中都论及命门，如李时珍、虞抟、李梴等，而其中以孙一奎、赵献可、张景岳三家的理论最为完善、成熟，代表了命门研究的最高成就。三家思想各有不同，中国中医科学院的孟庆云研究员曾将之分别归纳为"命门动气"、"君主命门"和"水火命门"三种学说[①]。如此命名确深得三家之要旨，能够在很大程度上反映出三家学说的学术特征。

1. 命门学说在明清时期的盛行

经过金元时期的发展，命门学说在明代进入全盛期，得到医学界的普遍正式重视。各种新理论层出不穷，相互争鸣，成为这一时期理论上最大的热点与亮点。此处试举几种较具代表性的理论

---

① 孟庆云. 命门学说的理论源流及实践价值. 中国中医基础医学杂志, 2007, 12 (7): 483 -485

说明：

　　传统的右肾命门说在明代中前期仍然占有很大的分量。此说出自《难经》，王叔和、陈无择、滑寿等皆从此说，明代很多医家对此都有发挥。如薛己即遵从左肾右命之说，并确立以八味地黄丸调理命门相火不足的方法，其在《明医杂著》中论述曰："两尺各有阴阳，水火互相化生，当于二藏中各分阴阳虚实……右尺脉迟软或沉细而数欲绝者，是命门相火不足也，用八味丸。"

　　李梴对右肾命门说也加以发挥，其在《医学入门·藏府条分》中曰："命门下寄肾右，而丝系曲透膀胱之间，上为心包，而膈膜横连脂漫之外，配左肾以藏真精，男女阴阳攸分，相君火以系元气，疾病生死是赖。"它并为之注说："命门即右肾，言寄者，以其非正藏也。……命门为配成之官，左肾收血化精，运入藏诸命门，男以此而藏精，女以此而系胞胎。"本论不但详述了右肾为命门，且将命门与心包联系起来，进一步阐述了命门的藏精、系胞功能。此外，李梴还指出："命门系屈曲下行，接两肾之系，下尾间，附广肠之右，通二阴之间，前与膀胱下口溲溺之处相并而出，乃是精气所泄之道也。"（《医学入门·藏府条分》）　有人认为此"屈曲下行"者，很有可能即是对输尿管或输精管之类的认识。

　　两肾俱称命门说渊源于元代滑寿，他虽承认左肾右命之说，但又认为"命门，其气与肾通，是肾之两者，其实则一尔"。明代虞抟力倡此说，明确提出："两肾总号为命门。"其在《医学正传·医学或问》中曰："夫两肾固为真元之根本，性命之所关，虽为水藏，而实有相火寓乎其中，象水中之龙火，因其动而发也。愚意当以两肾总号为命门，其命门穴正像门中之杜阖，司开阖之象。"他这一论点，完全否定了左为肾、右为命门之说，并进一步指出："若独指乎右肾为相火，以三焦之配，尚恐立言之未精也。"

　　李时珍的命门学说将命门、三焦与脑三者融为一体，并坚持命门有形的说法。他在《本草纲目·胡桃》中曰："三焦者元气之别使，命门者三焦之本原，盖一原一委也。命门指所居之府而名，为藏精系胞之物；三焦指分治之部而名，为出纳腐熟之司，盖一以体名，一以用名。其体非脂非肉，白膜裹之，在七节之旁，两肾之间，二系着脊，下通二肾，上通心肺，贯属于脑，为生命之原，相火之主，精气之府，人物皆有之，生人生物，皆由此出。"此说最为独特之处在于其描述了命门"七节之旁，两肾之间"的解剖位置与"非脂非肉，白膜裹之"的解剖形态，有研究者认为此命门指的很可能就是肾上腺。此外，李时珍还在本草学上列出了一类补益命门的药物，如胡桃、淫羊藿、仙茅、石硫黄、补骨脂等，大大丰富了对命门病证的治疗方法。

清代对命门论述较丰者首推陈士铎。陈士铎十分重视命门在生命活动中的作用，认为命门属火，内藏真阴真阳，为人身阳气之根本。《外经微言·命门真火篇》曰："命门，火也。无形有气，居两肾之间，能生水而亦藏于水也。"此火乃人身先天之火，为十二经后天之火存在的本源所在，故曰："十二经之火皆后天之火也，后天之火非先天之火不化。十二经之火得命门先天之火则生生不息，而后可转输运动变化于无穷，此十二经所以皆仰望于命门，各倚之为根也。"因此，陈士铎进一步发展了赵献可的"君主命门"理论，提出命门为十二经之主。《外经微言·命门经主篇》曰："肾中之命门，为十二经之主也。……以心为主，此主之所以不明也。主在肾之中，不在心之内。然而离心非主，离肾亦非主也。命门殆通心肾以为主乎？岂惟通心肾哉？五藏七府（五藏六府加包络）无不共相贯通也。"而命门作为"十二经之主"的作用，正是由命门先天之火对五藏七府十二经的化源作用来实现的，故曰："命门水火，实藏阴阳，所以为十二经之主也，主者，即十二官之化源也。"（《外经微言·小心真主篇》）又曰："人身先生命门，而后生心，心生肺，肺生脾，脾生肝，肝生肾，相合而相生，亦相克而相生也。十二经非命门不生，正不可以生克而拘视之也。故心得命门而神明应物也，肝得命门而谋虑也，胆得命门而决断也，胃得命门而受纳也，脾得命门而转输也，肺得命门而治节也，大肠得命门而传导也，小肠得命门而布化也，肾得命门而作强也，三焦得命门而决渎也，膀胱得命门而畜泄也。是十二经为主之官，而命门为十二官之主，有此主则十二官治，无此主则十二官亡矣。"（《外经微言·命门经主篇》）命门之火如此重要，因此陈士铎在临证之时也特别注重命门的辨证，他认为命门之火宜补不宜泻，故温补命门是其临床常用的方法，而附子、人参、肉桂等则是其温补命门之常用药物。

清代医家程知则认为心包络即是命门。程知的理论依据来源于《素问·评热病论》"包脉者，属心而络于包中，今气上迫肺，心气不得下通，故月事不来"，以及《素问·奇病论》"包络者，系于肾"的记载。"包络"既然"系于肾"，又可影响月事，足可说明其所指并非"心外膜"，而是位于下焦的"包胎"，而此心包络即是命门，其功用为男女精气出入之所，生命由始化生之门。《医经理解·手心主心包络命门辨》曰："夫包者，包胎之名，即子户也，精以此藏；其在女子者，则有形如合钵，可以系包，其络下联于两肾，而上属于心，故谓之心包络。……夫以命门为藏精系包之处，则命门为包门无疑矣。又名子户，又名子宫，又名血室，道家谓之丹田，又谓之玉房。其门居直肠之前，膀胱之后，当关元气海间，以其精气由此出入，男女由此施生，故有门户之称。以其为生之门、死之门，故谓之命门，故命门即包门也。"

除以上几家外，尚有汪昂以命门相火为小心，"两肾中间一点真阳，乃生身之根蒂，义取命门，盖以此也，中有相火，能代心君行事，故曰小心"（《素问灵枢类纂约注·藏象第一》）；徐灵胎以冲脉为命门，"愚谓命门之义，惟冲脉之根柢足以当之"（《难经经释·三十六难》）；周省吾重视命门穴，"两肾为主命门，命门穴在中间"（《吴医汇讲》）。这些理论也皆成一家之言，有着相当的理论价值。

2. 孙一奎的"命门动气"说

关于命门的问题，自刘完素后受到了医学界的普遍重视，众多医家从不同角度阐发己见，至明代，已逐渐成为医学研究的热点之一。孙一奎是命门三大家中最早的一位，首先着手于命门理论的总结与提炼工作，创立"命门动气"学说，极富新义，具有非常重要的理论价值。此后的赵献可、张景岳所阐发之命门理论，也都是在孙氏命门理论的基础上发展完成的。

孙一奎早年曾学儒，喜研《易》，具有深厚的理论功底，尤其受宋明理学的影响极深。因此，孙氏对理学太极理论非常重视，并将之作为自己的理论基础。太极理论是孙氏立论的根本，在它的主要理论著作《医旨绪余》中，开篇就先讨论太极的原理，认为："天地万物，本为一体。所谓一体者，太极之理在焉。……在天地，统体一太极；在万物，万物各具一太极。"（《太极图抄引》）"太极之妙，流行于天地之间者，无物不在，而无物不然也。"（《太极图说》）　并列出周敦颐《太极图》以说明"太极之妙"的重要性。

　　孙一奎以太极阴阳思想为基础，结合了一些道家的思想，进一步提出了命门肾间动气即人身之太极的理论，从而使命门成为超越五藏之上的人体生命之源。孙氏认为，"人在大气中，亦万物中一物尔，故亦具此太极之理也"（《医旨绪余·太极图抄引》），而人身之太极即为"肾间动气"：

　　夫二五之精，妙合而凝，男女未判，而先生此二肾，如豆子果实，出土时两瓣分开，而中间所生之根蒂，内含一点真气，以为生生不息之机，命曰动气，又曰原气，禀于有生之初，从无而有。此原气者，即太极之本体也。名动气者，盖动则生，亦阳之动也，此太极之用所以行也。两肾，静物也，静则化，亦阴之静也。此太极之体所以立也。动静无间，阳变阴合，而生水火木金土也，其斯命门之谓欤。（《医旨绪余·命门图说》）

　　孙一奎在此提出人在胎儿"男女未判"之时，即在两肾之中"内含一点真气"，即为"命门动气"。他指出此命门动气即是人身之原气（元气），也是人身之太极所在，此原气本身即为太极之体，而因其具有"生生不息"的性质，故名"动气"，此为太极之用，而两肾又是"太极之体所以立"的物质基础。因此，他又参照太极图的形式作命门太极图，并注明"此中间动气即太极也"。由于"动气"属阳，两肾属阴之静，阴阳动静相合，而生成其他五藏。在此，孙一奎已将命门动气看作是人体生命的来源，是得以生成五藏六府的根本所在。故曰："命门乃两肾中间之动气，非水非火，乃造化之枢纽，阴阳之根蒂，即先天之太极。五行由此而生，藏府以继而成。"（《医旨绪余·命门图说》）

　　孙一奎所论之动气命门具有以下几个重要的性质：

　　其一，命门有位而无形。关于命门的部位问题，历来争论不一，传统理论多遵循《难经》之右肾命门说；部分曾将命门指为"心包络"之藏，但对其部位认定确含混不清；还有人提出《内经》中"七节之傍，中有小心"一句，将之与命门混为一谈，但均缺乏足够的说服力。孙一奎对以上诸多说法均不苟同，他的理论虽然是继承了《难经》中"肾间动气"的思想，但与《难经》不同的是，他摆脱了《难经》以右肾为命门的思路，将命门的位置移至两肾之间，使之与肾间动气所代表的原气相互融合为一体。由于命门的本质是人身之原气，因而是无形之物。他指出：命门"若谓属水属火，属藏属府，乃是有形质之物，则外当有经络动脉，而行于诊，《灵》《素》亦必著之于经也。"因而，命门必然无形质可言，是超越藏府层次的生命本源。这一观点虽然此前医家也已有一些模糊的认识，但正是由孙一奎首先正式提出的。此论一出即得到医界的普遍重视，很快便成为对命门部位与形质认识的主流理论，传统的右肾命门说被逐步取代。

　　其二，关于命门动气的属性，孙氏认为其"非水非火"，而又因其具"生生不息之机"，故又有阳动的性质。孙一奎认为，两肾为静物，为阴，而其中间之动气"亦阳之动也"，具有阳的性质，如《周易》"坎"卦中一阳居二阴间之象。但是，"阴阳"并不等同于"水火"。因为："物物具五行……五藏均有此金木水火土，何乃指坎中之阳为火，指右肾为少火也。坎中之阳，即两肾中间动气，五藏六府之本，十二经脉之根，谓之阳则可，谓之火则不可，故谓坎中之阳，亦非火也。"（《医旨绪余·右肾水火辨》）　由此可知，命门动气乃人身之原气，具有"非水非火"的性质。在此基础上，孙一奎又进一步反对金元以来所流行的"命门相火"说，他从《内经》中三阴三阳、手足十二经配合入手分析，认为："人身之藏府，一阴一阳，自有定偶"，而"手心主"（即心包络）已与三焦相表里同属相火，命门自然与三焦无关，故"知命门与肾通，三焦无两配"，"手心主为火之闰位，命门即水之同气欤，命门不得为相火，三焦不与命门配，亦明矣"（《医旨绪余·命门图说》)。而命门为"肾间原气，人之生命"，故其性质"非水非火，乃造化之枢纽，阴阳之根蒂，即先天之太极"。这实际上是在否认刘完素等医家以命门为"心包络"之藏的说法，以此而将命门的地位抬高到五藏六府之上。

其三，命门动气为人之生生不息之根。孙一奎认为，命门动气对人身特别重要，尤其是表现在人的呼吸功能之上。他根据《难经·八难》中论肾间动气是"五藏六府之本，十二经脉之根，呼吸之门，三焦之原"的论点深入阐发，认为人之所以生存，乃"赖此动气为生生不息之根，有是动则生，无是动则呼吸绝而物化矣"（《赤水玄珠·肾无痘辨》）。由此可见其强调肾间动气之于呼吸的重要作用。孙一奎还进一步从先天、后天的方面论述了原气、宗气与呼吸的关系。他认为，营气、卫气的正常运行与发挥功能，以及人的正常呼吸，都有赖于宗气的推动作用。宗气由水谷精微所化生，其正常运行，则"肺得之而为呼，肾得之而为吸，营得之而营于中，卫得之而卫于外"（《医旨绪余·宗气营气卫气说》）。但这仅是"后天谷气"对呼吸的作用，"谓呼吸资宗气以行，非谓呼吸属宗气也"。若从根本来说，则呼吸的原动力来源于肾间动气，故曰"呼吸者，即先天太极之动静，人一身之原气也，有生之初，就有此气，默运于中，流动不息，然后藏府得所司而行焉"（《医旨绪余·原呼吸》）。孙一奎在此反复强调肺司呼吸、肾主纳气等功能，无不与肾间动气密切相关，进一步突出了命门原气作为人身之生命本源的地位与作用。

3. 赵献可的"君主命门"说

赵献可的命门学说主要见于其代表作《医贯》当中，其理论在相当的程度上受到孙一奎的影响，但又有所超越，较孙氏之理论更加完善与成熟。赵献可对命门的论述可以总结为"君主命门"说，他认为命门位处两肾中间，彻底与肾藏脱离，而成为主宰十二官的"真君真主"，其功能位于五藏六府之上，为"主宰先天之体"，有"流行后天之用"。

关于命门的位置与形质，赵献可继承了孙一奎命门有位无形的思想。他运用《易经》中"坎"卦的理论来解释肾与命门二者之间的关系，认为两肾有形，其左为阴水，右为阳水；命门无形，属火，位于两肾之中间，即合坎卦之"一阳陷于二阴之中"之象。赵献可还对命门的具体部位作了明确的界定："命门在人身之中，对脐附脊骨。自上数下，则为十四椎；自下数上，则为七椎。《内经》曰：七节之旁，有小心。此处两肾所寄。左边一肾，属阴水；右边一肾，属阳水。各开一寸五分，中间是命门所居之宫。"（《医贯·内经十二官论》）　人体之脊柱，从第七颈椎"隆椎"向下数至十四椎，为第一腰椎，与肾门平齐，恰好又是尾椎向上数之第七节（尾椎与骶骨各以一节记），因此，赵献可就将两肾中间之命门与《内经》中"小心"的概念统一了起来，不仅精确定位了命门，而且也完满地解决了一个争论日久的悬疑。

与孙一奎不同，赵献可明确指出命门的属性为火，而且此火乃"水中之火""先天之火"。他认为命门先天之火为人身立命之本，"仙炼之为丹，释传之为灯，儒明之为德者，皆是物也，一以贯之也"（《医巫闾子医贯序》）。《医贯》一书就由此得名。赵献可仍以"坎"卦之象来解释命门先天之火，认为命门在两肾中间构成坎卦一阳陷于二阴之中，肾与命门的关系，即水与火的关系，故肾又为"火藏"，命门之火乃"水中之火"。肾与命门是人生受命的根本，命门之火要靠肾水滋养，两肾由于命火的作用，才能化气而有生命，"命门君主之火，乃水中之火，相依而永不相离也"（《医贯·内经十二官论》）。肾命两者虽有区别，但也不可截然分开，而其中命门居于主导地位。赵献可认为命门之火为性命之本，在阴阳水火之中，他虽然强调水火并重，缺一不可，但他更偏重于火。他明确指出"火乃人身之至宝"，认为人之所以有生，生命之所以能持续，皆原于命门先天之火的存在。"人生先生命门火……后天百骸俱备，若无一点先天火气，尽属死灰矣。"（《医贯·内经十二官论》）　故人身以命门先天之火为生命之源，为生机之所系。火强则生机可由之而壮，火衰则生机可由之而弱，火灭则生机由之而止。为解释这一理论，赵献可把命门之火形象地比喻为"走马灯"，"拜者舞者飞者走者，无一不具，其中间惟是一火耳，火旺则动速，火微则动缓，火熄则寂然不动，而拜者舞者飞者走者，躯

壳未尝不存也"(《医贯·内经十二官论》)。形象地描述了所有的
生命活动都必须以命门之火为原动力。

赵献可在论述人体各藏府的关系时，认为命门的地位居于十二
官之上，是主宰十二官的"真君真主"。《素问·灵兰秘典论》中
曾以心为君主之官，统辖诸藏，这是传统藏府理论的共识，但赵献
可却对此提出质疑，他认为心同属人身十二官之一，"当与十二官
平等，不得独尊心之官为主"，故"人身别有一主，非心也"(《医
贯·内经十二官论》)。赵献可认为，作为人体中的君主，不应当
是有物可指，有形可见的藏府，而应当具有"无形与无物"的性
质，此主乃"气血之根，生死之关，十二经之纲维"。据此，他进
一步确认命门即是君主之官，是主宰十二官的"真君真主"，明确
指出："命门为十二经之主，肾无此，则无以作强，而技巧不出
矣；膀胱无此，则三焦之气不化，而水道不行矣；脾胃无此，则不
能蒸腐水谷，而五味不出矣；肝胆无此，则将军无决断，而谋虑不
出矣；大小肠无此，则变化不行，而二便闭矣；心无此，则神明
昏，而万事不能应矣。正所谓主不明则十二官危也。"

与孙一奎强调命门作为人体的先天本源作用不同，赵献可所描
述的"君主命门"，除了具有化生藏府的先天本源作用外，更具有
对后天藏府的统摄与调控作用，即命门为"主宰先天之体"，而有
"流行后天之用"。所谓"主宰先天之体"，是说人体先天无形的水
火之气，即真水和相火由命门所主宰；"流行后天之用"则指无形
的相火和真水都在命门的作用下流行于周身。赵氏认为，三焦相火
就是命门的臣使之官，"相火禀命于命门，真水又随相火……日夜
周流于五藏六府之间，滞则病，息则死矣"。命门的功用，正是通
过相火与真水在人体内的循环流行而实现的，这是人体健康的根本
保证。

赵献可所论之相火与真水，又称"先天水火"，是他对人体之
真阴真阳的创造性阐发。赵献可的先天水火理论是从太极思想中发
展而来，《医贯·内经十二官论》曰："命门在两肾中，命门左边
小黑圈是真水之穴，命门右边小白圈是相火之穴，此一水一火俱无
形，日夜潜行不息，两肾在人身中合成一太极。"这实际上就是仿

照太极阴阳鱼的图式而创立的理论模型，借以说明其所述之相火与真水具有先天本源的性质。《医贯·血症论》曰："此天地之正气，而人得以生者，是立命之门，谓之元神。无形之火，谓之元气；无形之水，谓之元精，俱寄于两肾中间。"赵献可吸收了道家精气神的理论，以人体真阳先天无形之火为元气，亦即三焦之相火；以人体真阴先天无形之水为元精，亦即真水。从根本上说，元气、元精是人赖以生长生存的两大要素和支柱，即功能活动和物质基础，这是不同于后天有形之心火与肾水的。而命门则是更高层次的元神，为元气、元精之主宰，三者一体，寄于两肾中间，共同维护着人体的生命与健康。

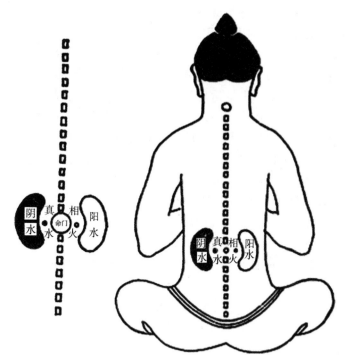

赵献可《医贯》中两肾与命门图示

在赵献可的理论中，相火与真水同为人体元气所化，因此具有相同的属性，具有互根互用的性质，在临床实践中当深明此理。故

《医贯·阴阳论》曰："水火者，人之真元也。……真元致病，即以水火之真调之，然不求其属，投之不入。先天水火，原属同宫，火以水为主，水以火为原。故取之阴者，火中求水，其精不竭；取之阳者，水中寻火，其明不熄。斯大寒大热之病，得其平矣。"因此，赵献可在强调命门之火作用的同时，同样也非常重视身中所藏阴精是其物质基础，认为"五藏之中，惟肾为真"，并提出"君相二火，以肾为宫"（《医贯·五行论》），其中"君火"即为命门之火。因此，肾与命门水火关系密切，相依而永不相离。赵献可在临床实践中提出以"六味、八味出入增减，以补真阴"，这实际上在某种程度上承认了真阴真阳与肾藏的密切关系，后世临床以肾阴肾阳为人体之真阴真阳，实自赵氏所开先河。

4. 张景岳的"水火命门"说

张景岳的命门学说是三家中最为晚出的一个，他在总结前人成就的基础之上，对于命门学说进行了系统深入的论述及阐发，提出"水火命门"学说。张景岳对藏象学的贡献主要包括两方面的内容，其一是他对人体阴阳的认识，其二是其关于命门的阐发。二者相互关联，密不可分，共同组成了其对人体大系统的认识。张景岳大量运用太极阴阳理论阐述命门，认为命门为人身之太极，是人体生命的本源，统括阴阳、五行和精气。而命门兼具水火，化生先天无形真阴、真阳，在人身中处于核心枢纽地位。张景岳的水火命门学说，将阴阳、水火、精气的理论与命门学说有机地联系在一起，使之达到了前所未有的高度及水平。其理论宏大严谨，不仅是集命门学说之大成，而且也代表了明清太极阴阳藏象体系发展的最高成就。

与孙、赵二人相同，张景岳也是以太极理论为基础来阐述命门的，他在《类经》序言中说道："太极者，天地人之心也，即所谓性命也。"太极是天地间最高的范畴，一切的根本所在，而在人身当中，此太极即是命门，是人体阴阳之枢纽，生命之本源。《类经附翼·真阴论》曰："命门居两肾之中，即人身之太极，由太极以生两仪，而水火具焉，消长系焉，故为受生之初，为性命之本。"

张景岳同样接受了命门位于两肾之中的理论。但他认为命门为生命之源，则应当与繁衍生殖有关，故与女子之胞宫、男子之精室有很大的联系。他在《类经附翼·三焦包络命门辨》曰："子宫之下有一门，其在女者，可以手探而得，俗人名为产门；其在男者，于精泄之时，自有关阑知觉。请问此为何处？客曰：得非此即命门耶？曰：然也。"并举出《难经》中命门"男之藏精，女之系胞"的论述来证明命门与胞宫、精室的关系，其位置"居两肾之中而不偏右"。不过，由于张氏在书中的表述比较含糊，如其在《质疑录》中云："命门居两肾之中，而不偏右，即妇人子宫之门户也。子宫者，肾藏藏精之府也。"此"子宫之门户"是否即是"子宫"，此"门户"是否有形，张氏皆语而不详。故他所认定之命门是否就是胞宫、精室，以及命门究竟是有形还是无形，都尚难下定论。此外，为了进一步说明命门的位置与形质，张景岳又将道教内丹学的理论引入其中，明确地将命门与丹田等同起来。"命门者，下丹田精气出飞之处也"，"此命门与肾，本同一气，道经谓此当上下左右之中，其位象极，名为丹田"（《类经附翼·三焦包络命门辨》）。在张氏之命门理论中，命门、两肾、胞宫、丹田四者关系异常错综复杂，后人对此则也是见仁见智。

　　在关于命门的水火属性问题上，孙一奎主张命门"非水非火"，却又具有阳动的性质；赵献可则明确指出命门属火，但又是相火与真水的主宰。而张景岳却与此二人不同，他认为真阴为人体生命最基础的物质，先天之元阴、元阳禀受于父精母血，藏于命门，即为真阴。故命门为"真阴之府"，又称"精血之海"。此真阴不仅来自先天，而且必须赖于后天的滋养，也就是五藏六府之阴归于肾，肾又藏精于命门之故。《类经附翼·真阴论》曰："故五液皆归乎精，而五精皆统乎肾，肾有精室，是曰命门，为天一所居，即真阴之府。"而且，由于肾精为元阴所化，肾气为元气所生，故"命门与肾本同一气"，二者有着不可分割的密切关系，"命门总主乎两肾，而两肾皆属于命门"（《类经附翼·三焦包络命门辨》）。然而命门作为人体之太极，又同时具有水火双重性质，为化生人体阴阳之本源，故《景岳全书·命门余义》曰："命门为元气之根，为水火之宅。五藏之阴气，非此不能滋。五藏之阳气，非此不能发。"《类经附翼·三焦包络命门辨》曰："命门者，为水火之府，为阴阳之宅，为精气之海，为死生之窦。"故而命门又是人体先后天"立命之门户"，"命门有门户，为一身巩固之关也"，而肾为胃之关，是人体门户的外在体现，故曰"北门之主，总在乎肾，而肾之政令，则总在乎命门"。因此，张景岳还将进一步将命门重要作用比作天上"司阴阳柄"的北斗星，乃人身阴阳之枢纽，具有调节阴阳平衡的关键作用，"命门为北辰之枢，司阴阳柄，阴阳和则出入有常，阴阳病则启闭无序"（《景岳全书·命门余义》）。

命门作为人身之太极，是人体阴阳之根本与枢纽所在，有真阴真阳藏于其中。张景岳将命门所藏之元（真）阴、元（真）阳又称作元（真）精、元（真）气，《类经附翼·真阴论》曰："物之生也生于阳，物之成也成于阴，此所谓元阴元阳，亦曰真精真气也。"由于命门乃真阴之府，命门所藏之元精为"阴中之水"，元精所化之元气则为"阴中之火"，命门藏精化气，兼具水火，故有"水火之宅"之称。在张景岳的理论体系中，命门水火即是先天真阴真阳之代称，故曰"水火之气……其在人身即是元阴、元阳"（《景岳全书·阴阳篇》）。而水火之于人身，即是阴阳精气，"精为阴，人之水也，气为阳，人之火也"（《类经·疾病类》），从而把人体阴阳、精气与水火有机地联系了起来。在其著作中，阴阳互根、水火同源、精气互生的理论贯穿始终。

阴阳理论在张景岳的学术体系中占有非常重要的地位。张景岳的阴阳思想来源于易学，他早年曾学儒，对《周易》有很深的研究，力图"摭易理精义用资医学变通"，认为"随阴阳已备于《内经》，而变化莫大于《周易》"（《类经·序》），因此，他从"医易同源"的观点出发，对中医学的阴阳理论进行了深入的探索和详尽的阐发。

张景岳论阴阳，首先深入阐发了阴阳一体、互根互用的原理。指出："阴阳之理，原自互根，彼此相须，缺一不可，无阳则阴无以生，无阴则阳无以化。"（《景岳全书·本神论》）"盖阴不可以无阳，非气无以生形也；阳不可以无阴，非形无以载气也。"（《类经附翼·真阴论》）　张景岳以人体之"精""气"为阴阳，认为气为阳，阳必生于阴；精为阴，阴必生于阳，所以无论先天还是后天，"精之与气，本自互生"（《类经·摄生类》）。而《内经》"气归精……精化为气"的论述，正是说明"精气互根"的妙理。此精气互生的生理过程，是通过阴升阳降的机理而实现的。因此，精与气的关系实为一体，密不可分，故曰"以精气分阴阳，则阴阳不可离"（《景岳全书·新方八略·补略》）。张景岳对阴阳的认识并非仅为哲学的玄思，而是将"阴阳互根""精气互生"的观点直接引入到治疗学当中，指出："善补阳者，必于阴中求阳，则阳得阴助而生化无穷；善补阴者，必于阳中求阴，则阴得阳生而泉源不竭。"（《景岳全书·新方八略·补略》）　"善治精者，能使精中生气；善治气者，能使气中生精。"（《景岳全书·阳不足再辨》）他把这一治则称为"阴阳相济"，对后世论治阴阳虚损疾病有深远的影响。

在阴阳二者的关系上，张景岳反对朱丹溪"阳常有余，阴常不足"的理论，并针锋相对地提出"阳非有余，真阴不足"的理论。然而与朱丹溪以气血为阴阳不同的是，张景岳在此所论之阴阳，实际上是指人体之真阴真阳而言。张景岳非常强调真阴与真阳的重要性，他认为命门的元精与元气是化生藏府精气的根本，"五藏之阴气非此不能滋，五藏之阳气非此不能发"（《景岳全书·命门余义》）。若元精足则"五液充而形体赖以强壮"，元气充则"五气治则营卫赖以和调"，故曰："此命门之水火即十二藏之化源，故心赖之，则君主以明；肺赖之，则治节以行；脾胃赖之，济仓廪之富；肝胆赖之，资谋虑之本；膀胱赖之，则三焦气化；大小肠赖之，则传导自分。"（《类经附翼·真阴论》）　可知命门之元精、元气，乃是维持藏府生理功能的动力和源泉。

在真阴与真阳两者之中，张景岳特别强调命门乃真阴之府，真阴是人体最基本的物质基础，也是人体元阳化生的来源。而真阳即元气由真阴元精所生，是人体生命活动与功能的动力来源，人体的一切有活力的生命运动，以及五官、五藏之所以有正常的功能活动，都是阳气作用的结果，因此人身之真阳最为重要而可贵，故曰："天之大宝，只此一丸红日；人之大宝，只此一息真阳。"
（《类经附翼·大宝论》）然而，由于阳气乃由真阴所生，故有"难
成易亏"的特点，"难得而易失者，惟此阳气，既失而难复者，亦
惟此阳气"（《景岳全书·阳不足再辨》），所以阳非有余，只能
"日虑其亏"。此论极力强调了阳气在生命活动中的重要作用和温
补阳气的重要意义。

此外，景岳虽然强调无论水火，皆责诸命门，但肾与命门本同
一气，"故治水治火，皆从肾气，此正重在命门，而阳以阴为基
也"（《类经附翼·真阴论》）。这实际上是通过治疗肾藏来解决命
门的问题，并立左、右归丸等方，治疗真阴肾水不足或元阳不足之
证。此亦为后来医家以肾阴肾阳来替代先天之真阴真阳之萌芽。

综观三家命门学说，各有不同之特点：孙一奎着重阐述其
"命门动气"作为人身生命本源的性质；赵献可则更强调"君主命
门"对后天藏府的统摄与调控作用；而张景岳的"水火命门"则
突出了其作为人身之阴阳的总枢纽的地位。三大学说既有区别，又
相互联系，共同构成了中医命门理论的主体框架，同时也代表了金
元之后太极阴阳藏象理论体系发展的最高成就。

五、肾命合一的趋势与两种藏象学理论的合流

命门与肾藏的关系极为密切，这早已是医界的共识。至明代中
后期开始，尤其是自李中梓创"肾为先天之本"说后，肾与命门
的理论渐渐出现了相互融合的趋势，命门学说的重要性逐渐降低，
直至最终成为了肾藏的一个附庸。

在明代中期，随着孙一奎、赵献可与张景岳三大命门学说的出
现，以命门学说代表的"太极阴阳藏象"理论体系已发展到其成
熟的顶峰，然而，此时"太极阴阳藏象"理论也同样面临"五行
藏象"体系在唐宋时期所遇到的困境，即由于过于依赖哲学的思
辨方法来构建理论，导致理论本身与临床实践相脱节，使得整个理
论体系受到了挑战。

这一趋势首先体现在对命门火衰与真阴不足的治疗上。对人体
先天之真阴、真阳的认识，是"太极阴阳藏象"理论的重大成果

与立论基础，然而当人体之真阴、真阳出现了问题，即出现命门火衰与真阴不足的证候时，明代的医家们却尴尬地发现，他们并没有真正地发展出与之相适应的治疗方法，即理论的哲学思辨意味过浓，缺乏足够的临床实践经验的支撑。无奈之下，只能通过补益肾阴、肾阳的方法来间接地调理命门真阴、真阳的不足。如清代医家冯兆张在《冯氏锦囊秘录·水火立命论》中论述到："奈何仅以气血为阴阳，阴阳为气血，而以水火为心肾，故用四物汤以补血调阴，四君汤以补气调阳，坎离丸以调心肾水火，而其真阴真阳、真水真火，其为气血之根者，反不郑重及之。……其为水火真阴真阳之宝者，惟仲景八味而已。"以张仲景的六味、八味地黄丸来调理真阴真阳之病证，早在薛己的《明医杂著》与赵献可的《医贯》中就已应用，这实际上等于是承认了肾中之阴阳即为真阴、真阳，而张景岳立左、右归丸方，也是通过治疗肾藏来解决命门的问题。此后诸医家调理真阴、真阳时，也莫不以补肾为宗，以肾阴、肾阳来代替先天之真阴、真阳也就成了约定俗成的医家共识。李中梓提出"肾为先天之本"则代表着肾命合一的思路成为主流思想，至清代后肾也就逐渐取代了命门的功能，而命门则成为寄藏在肾藏中的一个附庸。

命门与肾藏之间界限的日益模糊，最终导致了两种藏象模型相互融合的趋势。由于命门理论遇到了意想不到的困难，而以《内经》为代表的五藏体系在历史上长期积累丰富的临床经验的优势再次凸显出类，自明代后期直至今日，藏象理论的基本模型再次回到五藏体系上来。然而，这并非简单的"五行藏象"理论体系的回归，而是在融合了两种藏象学理论优点后的又一次创新。即在理论的表现形式上主要继承了"五行藏象"的内容，而在其内在精神上，则深受"太极阴阳藏象"理论的影响，是二者综合的结果。其在理论形式上，与《内经》一脉相承，均采用了五藏六府学说作为其理论形式，而将对命门的认识附在肾藏之后作为补充，即在理论的表现形式上主要继承了"五行藏象"的内容。然而，从另一个方面讲，现代中医藏象学在其思想内涵上则更多的是继承的"太极阴阳藏象"理论的精神，如对人体气血阴阳的重视，肾与脾的特殊地位等。并且，正如，现代中医学在临床辨证时，首先更多的是在考虑藏府的气血阴阳虚实，而非其五行生克关系，说明虽然现代中医藏象学在形式上继承了五藏六府体系，但真正自觉或不自觉地用来指导临床实践辨证论治精神内涵的，仍然是来自"太极阴阳藏象"的精神内涵。这是一次理论的融合与提升的过程，具有非常重要而积极的影响，我们今人所学习和运用的藏象学理论，也是这次理论融合之后的结果。

第三节　温病学派对藏象学的新认识

温病学派是以研究外感热病为中心课题的一个医学流派，兴起于明末，在清代有着重要的影响。在对温热病发生与传变规律的研究过程中，温病学派的医家们发展出一套对人体结构新的认识，自成一家，完全不同于以往的传统藏象学理论，也可以算作这一时期对藏象学的重要发展之一。

一、膜原学说

"膜原"之说由明末医家吴有性所创造，是吴有性温病病因理论——"戾气"学说的重要组成部分。吴有性认为，在温病的发病过程中，入侵人体的戾气主要是潜伏在膜原而发病，并由此提出"邪伏膜原"之说。吴氏观察到当时流行的温疫病初期证候，既不同于外感表证，又不属于里证，而是表现为半表半里的症状，据此，他在《温疫论·原病》中提出："（温疫为病）邪自口鼻而入，则其所客，内不在藏府，外不在经络，舍于夹脊之内，去表不远，附近于胃，是为半表半里，即《针经》所谓横连膜原是也。……凡邪在经为表，在胃为里，今邪在膜原者，正当经胃交关之所，故为半表半里。"此乃吴氏依据温疫初期的证候群，用以说明其病变部位的一种方法，即在半表半里的分界之处。此说成为他创制达原饮、三消饮方剂治疗疫病的理论依据。

吴氏上述的一系列独特的学术观点给后世温病学家以极大的启迪，清代诸多医家，都寻此启示，近一步修正、补充、深化了温病的膜原证治内容。清代医家叶天士从其丰富的临证实践中深切体会到，膜原病证多与秽浊之气有关。其在《临证指南医案》中曰，"吸受秽邪，募原先受"，继而可"由募原分布三焦"。薛雪根据江南炎热多湿，力倡邪伏膜原乃湿热为因，并认为："膜原者，外通肌肉，内近胃府，即三焦之门户，实一身之半表半里也。（湿热）邪由上受，直趋中道，故病多归膜原。"雷少逸承扬叶、薛之说，力主疫疟伏邪，不离暑湿秽浊之气，故提出当于开达膜原法中，合用芳香宣透之法。清末俞根初根据六经形层原理，"少阳内部主膈中"，"手少阳经，外主腠理，内主三焦膜原"，指出膜原与三焦同属少阳，对邪阻膜原之证力倡以柴胡达原、疏利三焦为法。如《重订通俗伤寒论》谓膜原曰："原指膜中空隙处言，外通肌肉，内近胃府，为内外交界之地，实一身之半表半里也。故在外之邪，必由膜原入内，在内之邪，必由膜原达外。"

温病学派的"膜原"之说直接借用了《内经》"募原"的概念，但又有很大的不同，"膜原"学说其实并不注重其具体的位置与结构，而只是反复强调其"半表半里"的性质，说明此学说只是用于界定温病病变部位的一种独特方法。虽然"膜原"学说还不能构成一个较完整的藏象理论，然作为对人体的一种新认识，在温病辨证过程中具有非常重要的价值。

二、卫气营血与三焦

"卫气营血辨证"与"三焦辨证"，是清代温病学派所特有的两大辨证体系。分别以"卫气营血"与"三焦"来代表温病发展的不同阶段，其中隐含了温病学派对于人体层次划分的一些新认识。

叶天士认为，温病与伤寒有显著的区别，伤寒之邪自皮毛而入，其传变规律是自外而内，先阳经后阴经，最易伤阳；温热之邪则由口鼻而入，自上而下，肺先受邪，然后按卫、气、营、血传变，最易伤阴化燥，生风动血。据此，他将温病的整个病理过程划分为卫、气、营、血四个不同阶段，并以此作为辨证纲领。凡温病初起，发热而微恶寒者，邪在卫分；不恶寒而恶热者，小便色黄，为邪已入气分；若脉数、舌绛，邪入营分；舌深绛，烦扰不寐，或谵语，有出血症状则为邪入血分。根据传变途径不同分为顺传与逆传两种，顺传则依照卫、气、营、血四阶段次序发展，"大凡看法，卫之后方言气，营之后方言血"；逆传则直接发展至营、血阶段，"温邪上受，首先犯肺，逆传心包，肺主气属卫，心主血属营"（《温热论·温病大纲》），其病情远较顺传为重。在此基础上，叶氏又进一步确立了"在卫汗之可也，到气才可清气，入营犹可透热转气，入血就恐耗血动血，直须凉血散血"（《温热论·温病大纲》）的一系列治则，以及各阶段相应的治疗方法。

吴鞠通的三焦辨证是在叶天士卫气营血辨证的基础上提出的。他认为，温病可分为三个阶段，分别以上、中、下三焦来命名。"温病自口鼻而入，鼻气通于肺，口气通于胃，肺病逆传，则为心包。上焦病不治，则传中焦脾与胃也。中焦病不治，传下焦肝与肾也，始上焦，终下焦。"（《温病条辨·中焦篇》）　吴氏明确指出上焦主要为肺与心包的病变，邪热在表；中焦主要为脾、胃病变，温病热盛；下焦主要为肝、肾病变，阴伤正衰为病之晚期。将温病发生发展变化的机理概括在三焦所属藏府的范围内，把藏府理论结合到三焦辨证中来讨论温病的病位、病势，对指导温病的诊断与治疗有着重大意义。依据三焦辨证的原则，吴鞠通又提出了"治上焦如羽，非轻不举；治中焦如衡，非平不安；治下焦如权，非重不沉"的治疗大法。在治疗上，吴氏继承并发展了《伤寒论》清热保津、泻下存阴之法，提出了清络、清营、清宫三法，制定出三焦分治的一系列著名方剂。

三焦辨证并不排斥卫气营血辨证。卫气营血分辨表里，三焦辨证分辨上下，一横一纵，相互配合、补充，相得益彰，使温病的辨证更加准确与具体化，益趋完善与成熟，成为温病辨证论治体系的重要标志。此二者虽然并非藏象理论，但也代表了对人体结构的一种新认识，其主要特征是将人体从上至下或由外到内分为若干不同的层次，外邪引起的疾病渐次而入。其中，肺藏位于最上一层，无论是卫气营血辨证中的"卫分"，还是三焦辨证中的"上焦"，外邪入侵往往均是由肺而入，故肺藏在温病辨证过程中有特别的意义，这也是明清时期肺为"娇藏"理论的一个重要来源。

第十一章 西方医学对藏象学的影响与启迪（清代中期至民国）

自西方医学传入之后，中医学不可避免地遇到了西医理论的挑战，中医学在为自我辩护的同时，也在某种程度上受到了西医学的启迪，发展出了一些新的思想与理论，脑髓理论及对胰腺的认识是其中较为重要者。而王清任及其著作《医林改错》在中医学的历史上却是极富争议的。此外，中西医之间有关藏府解剖结构的争论始终不绝于耳，对近现代以来中医藏象学，乃至整个中医学术体系发展趋势都有重大的影响。

第一节 脑髓理论

传统中医学认为，人的思维活动是心的主要功能之一。然而，对于大脑与思维的关系，在我国其实很早就有认识。东汉许慎《说文解字》论"思"字时曰："思（恖），睿也。从心，囟声。"段玉裁本作："思（恖），睿也。从心从囟。"而在解释"囟"字时则曰："囟，头会，脑盖也。"对此，清代学者徐灏笺注："人之精髓在脑，脑主记忆，故思从囟。"这是明确可以见到的最早将脑或头部与思维联系在一起的文献资料。然而，这一思想显然并没有被医学界所采纳。此后在道教医学中，对脑部也非常重视，认为其为"泥丸宫""上丹田"，为人之元神所居，故又称"神舍"。《钟吕传道集》曰："丹田有三，上田神舍。"不过，"元神"终非"神志"，道教医学也并没有明确表达脑与人的精神与思维活动有关。

中医关于"心主神明"的传统理论在明代中期出现了一些变化。李梴在《医学入门》中论心曰："心者，一身之主，君主之官。有血肉之心，形如未开莲花，居肺下肝上是也。有神明之心，神者，气血所化，生之本也，万物由之盛长，不著色象，谓有何有？谓无复存，主宰万事万物，虚灵不昧者是也，然形神亦恒相同。"在此，他提出了一个虚无缥缈的"神明之心"概念，将心的主神明功能与藏于胸中的"血肉之心"相分离，为日后脑主神明说的发展提供了广阔的空间。

大约与李梴年代相近，李时珍提出"脑为元神之府"的理论。他在《本草纲目》辛夷条下曰："鼻气通于天。天者，头也，肺也。肺开窍于鼻，而阳明胃脉环鼻而上行。脑为元神之府，而鼻为命门之窍。人之中气不足，清阳不升，则头为之倾，九窍为之不利。"李时珍此说其实来源于道教上丹田的概念，并未涉及脑的思想、记忆等功能，但当他将"脑为元神之府"的思想引入到中医学当中后，给后世医家以极大的启发，此后清代脑髓理论即是由此说而引申出来的。

然而，首先论述脑与记忆功能相关的，却并非中医界，而是来源于西医学的传入。明末著名的天主教传教士利玛窦，于1595年译著成最早向中国介绍西方生理学内容的《西国记法》一书，书中专述记忆与脑的关系："记含有所，在脑囊；盖颅囟后，枕骨下；为记含之室。"此说显然与中医"心主神明"的观点不同，当为明末以降"脑主记忆"及"脑主神明"理论之源头。

清初，中医界首倡"脑主记忆"之说者，为著名医家汪昂，他在《本草备要》辛夷条下以同乡金正希之语引证李时珍"脑为元神之府"一语曰："吾乡金正希先生尝语余曰：人之记性皆在脑中，小儿善忘者，脑未满也；老人健忘者，脑渐空也。凡人外见一物，必有一形影留于脑中。昂思今人每记忆往事，必闭目上瞪而思索之。此即凝神于脑之意也。不经先生道破，人皆习焉不察焉。"

王孟英的曾祖王学权在《重庆堂随笔·卷上》"健忘"条下提到："泰西邓玉函《人身说概》谓人之记性含藏在脑，凡人追忆往事骤不可得，其手不觉搔脑后，若索物令出者，虽儿童亦如是，此其明证也。"并以天台齐侍郎坠马破脑，愈后尽忘所记，不能握笔以证之。王孟英对此则进一步指出："泰西合信氏近著《全体新论》一书，谓脑为主宰觉悟动作之司，一身之灵在脑，其说较邓氏更详。"

清代医家王清任在《医林改错》中著有"脑髓说"专论，发挥了"脑主记忆"理论，并进一步提出"灵机记性不在心在脑"的论断：

> 灵机记性不在心在脑……气之出入，由心所过，心乃出入气之道路，何能生灵机，贮记性。灵机记性在脑者，因饮食生气血，长肌肉，精汁之清者，化而为髓，由脊骨上行入脑，名曰脑髓。盛脑髓者，名曰髓海。……看小儿初生时，脑未全，囟门软，目不灵动，耳不知听，鼻不知闻，舌不言。至周岁，脑渐生，囟门渐长，耳稍知听，目稍有灵动，鼻微知香臭，舌能言一二字。至三四岁，脑髓渐满，囟门长全，耳能听，目有灵动，鼻知香臭，言语成句。所以小儿无记性者，脑髓未满；高年无记性者，脑髓渐空。（《医林改错·脑髓说》）

王清任在此不仅充分说明了脑主记忆的功能，并且从大脑发育与五官功能的关系上阐明了脑主五官感知和指挥语言的功能，大大完备了脑髓理论。同时，他还以"两耳通脑""两目即脑汁所生""鼻通于脑"等解剖学知识，以及癫痫一证的症状等脑部病理解释，来作为"灵机在脑"理论的实际证据，具有很强的说服力。

至清末民国以来，西医学逐渐占据主导地位，脑主神明的理论也开始被广泛流传。作为中西医汇通学派四大家之一的张锡纯，又将中医心主神明说与西医大脑理论相融合，提出"人之神明，原在心与脑两处"的心脑共主神明说。他认为"神明之体属于脑，神明之用发于心"（《医学衷中参西录》），并进一步解释曰：

> 《内经》所谓脾主思，非谓脾自能思也，盖脾属土，土主安静，人安静而后能思，此《大学》所谓的"安而后能虑也"。至而人谓思发于脑，《内经》早寓其理，《脉要精微论》曰"头者精明之府矣"，既曰精明，岂有不能思之理？然亦非脑之自能思也，试观古文思字作"恖"，囟者脑也，心者心也，是知思者，原心脑相辅相成，又须助以脾土镇静之功也。（《医学衷中参西录》）

此说坚持中医学传统的理论，力图将心、脑、脾三者主"思"

的理论统一在一起，由于张锡纯本人西医知识不足，故如此解说难免有牵强附会之嫌，但也不失为一种新的思路。

此后，进入近代以来，心脑之争日趋激烈，"心主神明""脑主神明""心脑共主神明"等多种理论相互争鸣，成为中医藏象研究中的重点问题之一，时至今日仍然余波未平。

第二节　对胰腺的认识

自西医传入中国后，解剖学的知识逐渐被医学界所重视，而脱胎于哲学先验框架的藏象学与解剖学知识的矛盾也被日益凸现出来。一些以往中医没有重视的内脏器官也在此时被重新提出，除上节所述之脑髓理论外，较具代表性的还有关于胰脏的认识。

传统的中医藏象理论一向都是把胰脏囊括在脾藏之内的，如《难经·四十二难》有"脾重二斤三两……有散膏半斤"的论述，此"散膏"通常认为就是指的胰腺组织。首先将胰腺单独提出的，是在王清任的《医林改错·藏府记叙》，云："总提俗名胰子，其体长于贲门之右，幽门之左，正盖津门。"但只提及胰腺的位置及其邻属关系，并没有涉及胰腺的功能。

西医传入后，西医对胰脏的功能认识很快就影响到了中医学，唐容川在《中西汇通医经精义》说："脾居胃外，以膜相连。西医云近胃处有甜肉一条，甜肉汁入胃，则饮食自化。"唐氏不仅能区别脾和胰，了解胰液的作用除"化谷"外还能"化油"，并将胃津、胆汁与"甜肉汁"（即胰液）均划归"阴汁"的范畴，而被认定为"脾阴"的物质基础。朱沛文在《华洋藏象约纂》中具体描述了"甜肉"即胰脏的解剖形态："洋医云，甜肉者中土无名，医书不载，长约五寸，横贴胃后，形如犬舌，头大向左，尾尖向右，尝其味甜。正中有一汁液管斜入小肠上口之旁（与胆管入小肠处同路），所生之汁如口津水，未详所用。意乃胆之将伯欤？"此虽没有明言胰腺之生理功能，但已隐约认识到其与胆汁在消化方面具有协同作用。此后，张锡纯在《医学衷中参西录·治消渴方》中立有"滋膵饮"一方，"膵"即胰脏旧称，在此张氏已明确肯定了胰脏与糖尿病的关系，并依据中医理论分析病机，指导用药，取得了良好的疗效。

第三节　王清任与《医林改错》

至清代中后期，随着西方医学的传入，解剖学再次成为医学界关注的重点，王清任的《医林改错》是这一时期解剖学成就的主要代表。王清任本人及其著作《医林改错》在中医学的历史上都是极具争议的。由于他运用尸体解剖的方法开展研究，对于传统的中医藏象学理论做了大幅度的，甚至是颠覆性的修改，引起了当时医界极大的争议。

当时由于文化与社会习俗等多方面的原因，思想保守，解剖学的开展面临着巨大的阻力，然而，随着医学的发展，已有的传统藏府理论已很难满足需要，正如王清任所言："古人藏府论及所绘之图，立言起处自相矛盾。""著书不明藏府，岂不是痴人说梦，治病不明藏府，何异于盲子夜行。"因此，王清任冲破阻力，大胆探索，通过刑场实地观察刑尸及其内脏，并解剖了一些家畜对比观察，根据观察到的藏府形态绘成图谱，称为"亲见改正藏府图"，与古代流传图谱相对，并著有《医林改错》一书传世，详述其解剖学上的成就及临床心得。

王清任指出了古人对藏府的一些错误描述，如肺有二十四孔、尿从大肠渗出等，基本弄清了一些前人未曾认识或认识模糊的人体器官及其解剖部位，如会厌、幽门括约肌、横膈膜、胰管、腹主动脉、上腔静脉、大网膜等。从历史发展的角度看，确比过去医籍准确。王清任对脑的功能非常重视，在《医林改错》中有"脑髓说"专论。他批判了自古以来"灵机发于心"的错误，提出"灵机记性在脑不在心"的新说，并且从大脑发育与五官功能的关系上，阐明了脑主五官感知与语言的功能，使得中医学关于大脑功能的认识大大提高。

由于历史条件的局限，王清任有观察藏府的机会，但无亲手解剖之可能，因此，也不可避免地存在着一些错误的认识。比如，他将脾和胰混淆，把动脉当作行气的管道而又由此推导出"心无血"的错误结论。尤其是他完全遵承气血生理的理论，解剖名词及其功能说明也依此而来，与中医的传统差异过大。因而，后世很多医家对他并不认可，认为他"离经叛道"，甚至称其《医林改错》是"越改越错"。

中医解剖学古已有之，早在《内经》时代就有相关记载，而北宋《欧希范五藏图》与《存真图》的出现使我国古代解剖学发展达到了一个巅峰。然而，元明之后，封建礼教对人民思想的桎梏日益加深，使得人体解剖逐渐成为禁忌。长期以来崇古尊经之风弥漫医界，医家们对人体解剖的认识也唯《内》《难》是从，运用时生搬硬套、牵强附会，不敢越雷池一步。在此环境下，王清任敢于质疑传统、亲身观察、敢于创新的科学态度是非常宝贵的，符合中医学发展的时代潮流，也给后人以很多启迪与激励，虽然他研究的成果仍有着极大的争议，但这种精神是非常值得肯定的。

第四节　有关藏府与解剖学的争论

西医传入中国后，对中医最大的冲击莫过于解剖学对传统藏象理论的挑战。中医理论中的五藏究竟是不是解剖学意义上的五脏？这一问题成为这一时期中西医激烈论争的焦点。这一场大争论在清末民初之时在中医界曾掀起莫大的波澜，促进了中西医汇通学派的发展，也深刻地影响了现代中医学的发展方向。

针对这一问题，唐容川首先持"折中归于一是"之说。他认为，中西医在原理上是相通的，只是由于语言文字与表达方式上略有不同而已。对此，他进一步论证："西医谓心有出血管，导血出，又有回血管，导血入，西医名管，中医名脉，二合一也。"（《中西汇通医经精义·气血所生》）　"西医言其苦胆汁，乃肝血所生，中国旧说，皆谓胆司相火，乃肝木所生之气，究之有是气，乃有是汁，二说原不相悖。"（《中西汇通医经精义·藏府之官》）此说在我们今人看来不免有一些形式主义的严重的缺陷，也导致了一些古怪荒谬的结论，如以油膜来解释三焦、命门等，十分牵强附会。然而，作为对中西医理论的首次系统比较，唐容川此说还是有着非常重要的历史意义的。

朱沛文对于藏象学与解剖学的对比非常重视，持"华洋医学各有是非"之论，并著有《华洋藏象约纂》一书。在书中，他汇集了《内经》《难经》《医林改错》等书中有关人体结构、藏府图象，与西方生理解剖知识、解剖图谱相互参照，加以比较。他认为，中西医学"各有是非，不尽相同，不能偏主"，主张"华洋诸医之说，合而参之"。他深入比较两种医学后，指出："大约中华儒者，精于穷理，而拙于格物；西洋智士，长于格物，而短于穷理。"又说："华医未悉藏府之形状，而但测藏府之营运，故信理太过，而或涉于虚。……洋医但据剖验藏府之形状，未尽达生人藏府之运用，故逐物太过，而或流于固。"因此，在其学说中，关于藏府官骸"形""体"的描述，多"从洋"；关于藏府"气""用"的论述，多"从华"。他力图将西医解剖之"形"与中医藏象学说之"理"结合起来，通过"兼采""参合"的方法，以西医之长补中医之短，以建立"形""理"具备之医学。这一努力虽然取得了一定的成果，然而仍然存在严重的形式主义缺陷。由于中医之藏府并非单纯的解剖概念，在中医藏府学说与西医解剖位置间也没有严格的对应关系，因此朱氏之思想与方法虽较唐容川为进步，但仍流于牵强附会，难以解决根本问题。

对此，张锡纯持"衷中参西"的观点，强调中医之理包括西医之理，竭力把西医大体解剖知识印证于中医藏府学说，把西医解剖理论纳入到中医理论体系之中。张氏在其著作中曾重点谈论了肝左脾右的问题，心有"七孔三毛"说与西医心脏解剖的比较，三焦即输尿管，心力衰竭与肾不纳气相通说等，甚至将西医生理学的小循环指为中医肺为"五藏六府之所终始"的理论，又将中医心主神明说与西医大脑理论相融合，提出"人之神明，原在心与脑两处"的心脑共主神明说。由此可见，张氏的思想基本上仍然遵循着朱沛文的思路，但由于其所接触的西医知识原本就不深，故其理论也多流于形式，而难以达到其初衷。

至民国，关于藏府与解剖学的中西医论争更趋于白热化。1917

年留学日本的余云岫著《灵素商兑》，以西医理论极力贬斥中医，其中对五藏六府的理论均以西医生理学加以否定，逐一批驳，认为"此其谬误，凡稍知生理、解剖者，皆能晓然"。国学大师章太炎，也著文《论五藏附五行无定说》以批驳中医的五藏五行配属理论。对中医理论之否定，一时成为风潮，废医之说甚嚣尘上。

在此激烈的论争中，恽铁樵在《群经见智录》一书中首次明确提出的中医的五藏"非血肉的五藏"之说，为中医藏象学开辟了一条新路。恽铁樵认为，"中西医之不同，乃由于中西文化之不同"，"是根本不同方法的两种学说"（《药庵医学丛书》）。他认识到西医注重生理解剖、细菌、病理和局部病灶的研究，而中医重"形能"、主"气化"，重视四时五行等自然界变化对疾病的影响，明确指出两种医学体系的不同及其所长："西医之生理以解剖，《内经》之生理以气化"。并进一步提出："盖《内经》之五藏，非解剖的五藏，乃气化的五藏。"（《群经见智录》） 针对当时社会上对于中医学的种种质疑，恽氏在研究中医学基本理论方面花费了大量的精力，如关于藏府概念与五行学说的实质问题，他明确指出："《内经》言五行配以五藏，其来源本于天之四时。"因此"古人《内经》之五藏，非血肉的五藏，乃四时的五藏。不明此理则触处荆棘，《内经》无一语可通矣。"（《群经见智录》） 关于五行学说，他认为五行的实质实为五季，即代表四时，因此"人为四时之产物，而又赖四时以生活"，四时的思想是《内经》全书的总骨干，五行、六气、五藏等等都是为了配合这一理论而人为创造的"代名词"，因此与实际存在的事物（如血肉之五藏）没有关系。为了进一步说明其理论，恽氏还举出一个水肿的病例，用中西医两种方法分别去分析，得到两种解说，说明依《内经》理论所做出的病源、病理分析与西医所论全然不同，但《内经》给出的治疗方法是有效的。由此可以证明这一套"非由解剖而得，乃由四时推考而得"的理论，是站得住脚的。故恽氏又说："西医之良者能愈重病，中医治《内经》而精者亦能愈重病，则殊途同归也。"（《群经见智录》）

恽铁樵对五藏的解释不仅有助于人们对中医理论的理解运用，

而且批驳了废止中医的谬论，维护并发展了中医理论的科学性。同时，这一创造性的思想也为现代中医学藏象理论的发展开辟了新的方向，我们现代中医藏象学中将藏府功能与解剖实体分离的观点，追本溯源，正是始于恽铁樵的思想。

参考文献

1. 葛兆光．中国思想史［M］．第1版．上海：复旦大学出版社．2005

2. 冯友兰．中国哲学史新编［M］．第1版．北京：人民出版社．1998

3. 张岱年．中国哲学史大纲［M］．第1版．南京：江苏教育出版社．2005

4. 张立文．中国学术通史（先秦卷）［M］．第1版．北京：人民出版社．2004

5. 张立文．中国学术通史（秦汉卷）［M］．第1版．北京：人民出版社．2004

6. 张立文．中国学术通史（宋元明卷）［M］．第1版．北京：人民出版社．2004

7. 陈秉才译注．韩非子/中华经典藏书［M］．第1版．北京：中华书局．2007

8. 刘利，等译注．左传/中华经典藏书［M］．第1版．北京：中华书局．2007

9. 景中译注．列子/中华经典藏书［M］．第1版．北京：中华书局．2007

10. 杨柳桥．庄子译诂［M］．第1版．上海：上海古籍出版社．1991

11. 李山译注．管子/中华经典藏书［M］．第1版．北京：中华书局．2007

12. 杨坚点校．吕氏春秋·淮南子［M］．第1版．长沙：岳麓出版社．2006

13. 齐豫生．白虎通义·菜根谭［M］．第1版．北方妇女儿童出版社．2006

14. 钟肇鹏．春秋繁露校释［M］．河北人民出版社．2005

15. 王明．太平经合校［M］．第1版．北京：中华书局．1960

16. 刘长林．中国象科学观（修订版）［M］．第1版．北京：社会科学文献出版社．2008

17. 张立文．宋明理学研究［M］．第1版．北京：人民出版社．2002

18. 洪汉鼎．诠释学——它的历史和当代发展［M］．第1版．北京：人民出版社．2001

19. 彭启福．理解之思——诠释学初论［M］．第1版．合肥：安徽人民出版社．2005

20. （美）托马斯·库恩．科学革命的结构［M］．第1版．北京：北京大学出版社．2003

21. （美）托马斯·库恩．必要的张力——科学传统与变革论文选［M］．第
1 版．北京：北京大学出版社．2004

22. （宋）周敦颐，陈克明 点校．周敦颐集/理学丛书［M］．第 2 版．北京：
中华书局．2009

23. 印会河．中医基础理论（统编五版教材）［M］．第 1 版．上海：上海科
学技术出版社．1984 年 1 月第一版

24. 吴敦序．中医基础理论（普通高等教育中医药类规划教材）［M］．第 1
版．上海：上海科技出版社．1995

25. 孙广仁．中医基础理论（新世纪全国高等中医药院校规划教材）［M］．
第 1 版．北京：中国中医药出版社．2002

26. 张其成．中医哲学基础（新世纪全国高等中医药院校七年制规划教材）
第 1 版．北京：［M］．中国中医药出版社．2004

27. 邢玉瑞．中医思维方法（高等中医院校创新教材）［M］．第 1 版．北京：
人民卫生出版社．2010

28. 严世芸．中医各家学说（新世纪全国高等中医药院校规划教材）［M］．
第 1 版．北京：中国中医药出版社．2003

29. 李经纬．中国医学通史（古代卷）［M］．第 1 版．北京：人民卫生出版
社．2000

30. 李经纬．中国医学通史（近代卷）［M］．第 1 版．北京：人民卫生出版
社．2000

31. 李经纬，张志斌．中医学思想史［M］．第 1 版．长沙：湖南教育出版
社．2006

32. 田代华，等整理．黄帝内经素问［M］．第 1 版．北京：人民卫生出版
社．2005

33. 田代华，等整理．黄帝内经灵枢［M］．第 1 版．北京：人民卫生出版
社．2005

34. 南京中医学院．难经校释［M］．第 1 版．北京：人民卫生出版社．2009

35. （汉）张仲景著，何任等整理．金匮要略/中医临床必读丛书［M］．第 1
版．北京：人民卫生出版社．2005

36. 丁光迪．诸病源候论校注［M］．第 1 版．北京：人民卫生出版社．1992

37. （晋）王叔和著，贾君等整理．脉经/中医临床必读丛书［M］．第 1 版．
北京：人民卫生出版社．2007

38. 谭春雨整理．中藏经/中医临床必读丛书［M］．第 1 版．北京：人民卫生

出版社.2007

39. 接传红，等整理. 秘传眼科龙木论/中医临床必读丛书［M］. 第1版. 北京：人民卫生出版社.2006

40. （宋）陈言著，王咪咪整理. 三因极一病证方论［M］. 第1版. 北京：人民卫生出版社.2007

41. 宋乃光. 刘完素医学全书/唐宋金元名医全书大成［M］. 第1版. 北京：中国中医药出版社.2006

42. 徐江雁. 张子和医学全书/唐宋金元名医全书大成［M］. 第1版. 北京：中国中医药出版社.2006

43. 张年顺. 李东垣医学全书/唐宋金元名医全书大成［M］. 第1版. 北京：中国中医药出版社.2006

44. 田思胜. 朱丹溪医学全书/唐宋金元名医全书大成［M］. 第1版. 北京：中国中医药出版社.2006

45. （明）周之干著，武国忠点校. 周慎斋医学全书［M］. 第1版. 海口：海南出版社.2010

46. 韩学杰. 孙一奎医学全书/明清名医全书大成［M］. 第1版. 北京：中国中医药出版社.1999

47. （明）赵献可著，郭君双整理. 医贯/中医临床必读丛书［M］. 第1版. 北京：人民卫生出版社.2005

48. 李志庸. 张景岳医学全书/明清名医全书大成［M］. 第1版. 北京：中国中医药出版社.2002

49. 柳长华. 李时珍医学全书/明清名医全书大成［M］. 第1版. 北京：中国中医药出版社.2003

50. （明）李梴编撰，田代华，等整理. 医学入门/中医临床必读丛书［M］. 第1版. 北京：人民卫生出版社.2006

51. （明）李中梓著，郭霞珍等整理. 医宗必读/中医临床必读丛书［M］. 第1版. 北京：人民卫生出版社.2006

52. 黄英志. 叶天士医学全书/明清名医全书大成［M］. 第1版. 北京：中国中医药出版社.2002

53. 曹东义. 温疫论注释［M］. 第1版. 北京：中医古籍出版社.2004

54. 柳长华. 陈士铎医学全书/明清名医全书大成［M］. 第1版. 北京：中国中医药出版社.2001

55. （清）王清任著，李天德，等整理. 医林改错/中医临床必读丛书［M］. 第1版. 北京：人民卫生出版社.2005

56. （清）张乃修著，苏礼等整理．张聿青医案/中医临床必读丛书［M］．第 1 版．北京：人民卫生出版社．2005

57. （民国）张锡纯原著，柳西河，等重订．医学衷中参西录/中医临床必读丛书［M］．第 1 版．北京：人民卫生出版社．2006

58. 李如辉．发生藏象学［M］．第 1 版．北京：中国中医药出版社．2003

59. 萧国钢．儒门事亲研究［M］．第 1 版．北京：中医古籍出版社．1998

60. 刘时觉，等．丹溪学研究［M］．第 1 版．北京：中医古籍出版社．2004

61. 盖建民．道教医学［M］．第 1 版．北京：宗教文化出版社．2001

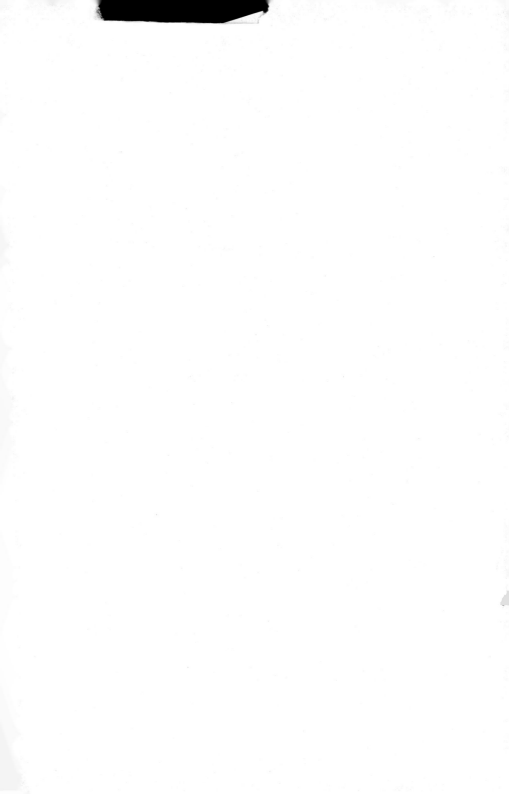